迷ったときの

かかりつけ医

福山・尾道・府中他

かかりつけ医シリーズ ④

内科・外科・眼科・
皮膚科・歯科など

医療評価ガイド編集部 編著

南々社

医者が選んだかかりつけ医❹福山・尾道・府中他編

患者目線の「良いかかりつけ医」がわかる

本書は、**編集部が福山・尾道・府中および近郊地域の総合病院や診療所など複数の医師を取材して、信頼できる各科の医師を推薦してもらい、診療科目のバランスなども考慮して選んだ38の医療施設のかかりつけ医を紹介しています。推薦基準は、「医師本人やその家族が病気になったときに診てもらいたい、かかりつけ医」です。**

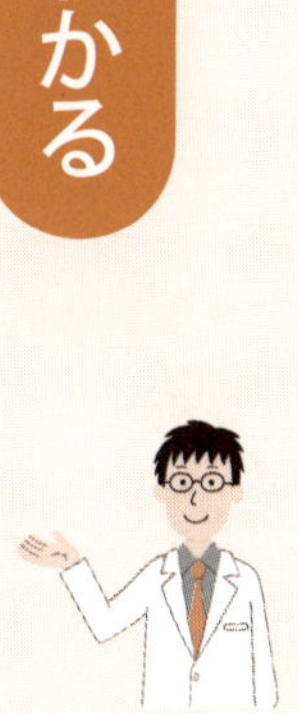

38の医療施設へのインタビューを通して、具体的な診療内容やポリシー（診療方針）、医師の略歴や横顔について、紹介しています。

もちろん、本書に掲載した医師のほかに、この地域には多くの優れたかかりつけ医がいます。本書は、あくまでも編集部の「一つの見方」にすぎません。良い医師を見つける目を養い、「患者力」を高め、自分に合った信頼できる内科のかかりつけ医を選ぶ参考書として、ご活用ください。

医師への無料質問ハガキ付（はさみ込み）です。ご利用ください。

医療評価ガイド編集部

あなたの主治医を見つけるために

健康寿命が短い広島県――高まる、かかりつけ医の役割

本書は、『迷ったときの医者選び広島』の姉妹編となります。

前書は、専門医を紹介した評価ガイドでしたが、今回の本は、診療所（開業医）や地域に密着した病院のかかりつけ医に焦点を当てたものです。広島県は、全国でも健康寿命が短い（男性・全国33位の70・93年、女性・同46位の72・84年、厚生労働省 第5回健康日本21〈第二次〉推進専門委員会資料、2015年）といわれ、初期診療を担うかかりつけ医の役割はますます重要となっています。

また、総合病院とかかりつけ医の連携が進むと、無駄な検査や治療を省くことができ、診療もスムーズになり、医療の効率化が図られ「患者」「かかりつけ医」「総合病院」の三者にとっていい状況が生まれます。

基幹病院の専門医は「目的は、患者に一番良い医療を提供すること。かかりつけ医も、いま以上に患者さんの症状に合った総合病院に紹介するなど、専門別に総合病院を上手に使うといい。そうすれば、三者にメリットがあります」と指摘します。

医師たちの診療内容やポリシー、横顔がわかる！

ところで、かかりつけ医は、日々、どんな想いで診療に取り組んでいるのでしょうか。いま、限られた医療資源（医療人、医療機器、薬剤など）を有効活用するために、かかりつけ医と総合病院の専門医との役割分担がいっそう求められています。

本書では、**福山・尾道・府中および近郊地域の各医院**について、かかりつけ医の人となりやポリシー、患者への向き合い方、検査・治療の特色、総合病院との連携などを医師の本音で紹介しています。

良いかかりつけ医の条件

総合病院や診療所の医師たちへの取材にもとづき、良いかかりつけ医の条件について紹介します。

① 患者に寄り添い、親身になって話をよく聞いてくれる

大半の医師が第一に挙げます。患者のこころが休まり、話していると気が楽になり、支えになってくれる医師。「医師がそばにいて患者の話を聞いてくれるだけで治る」と指摘する米国の医師もいます。

② 自分の専門外や能力を超える病気だとわかったら、すぐに適切な総合病院の専門医を紹介してくれる

③ 患者のそばにいてくれる（姿勢の）医師

④ 手術になったら、患者の希望を聞き、納得できる総合病院の専門医を紹介してくれる

⑤ 専門医と定期的に、紹介状や検査データなどで情報交換している医師

⑥ 勉強会や研究会などに参加して、最新の治療情報を得ている医師

●福山の総合病院の専門医が、かかりつけ医の現状（本書掲載地域）を解説

福山の総合病院の専門医が、同地域の医療体制やかかりつけ医の現状について、やさしく解説しています。その中で、総合病院とかかりつけ医との連携や、良いかかりつけ医の条件などについてもアドバイスしています。

●頼れるかかりつけ医133施設リスト（巻末）

総合病院や診療所の複数の医師からの取材にもとづき、信頼のできる医療機関を掲載しています（本書の本文掲載以外の医療機関）。このリストの医療機関のほかにも、備後地域には、各科目の優れたかかりつけ医がいますので、自分に合ったかかりつけ医を見つけてください。

良いかかりつけ医を持ちましょう

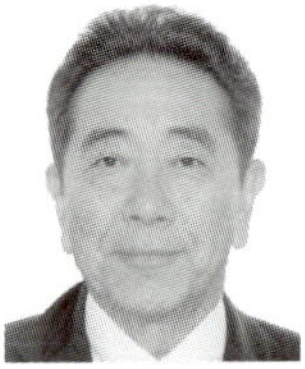

福山市病院事業管理者
高倉　範尚

福山市民病院勤務時代には、肝胆膵の消化器外科医として外科治療にあたるとともに、同病院長として地域に貢献してきた。２０１４年４月より福山市病院事業管理者となり、地域医療・病院経営・将来の医療の在り方などに日々取り組んでいる同氏に、備後地域（主に福山・府中医療圏）の医療連携やかかりつけ医の現状などについて話を聞いた。

たかくら・のりひさ。1947年京都府京丹後市生まれ。1973年岡山大学医学部卒業、岡山大学第一外科入局。庄原赤十字病院、国立福山病院、広島市民病院などを経て、2010年福山市民病院院長就任。2014年より現職。日本外科学会専門医、指導医。日本消化器外科学会専門医・指導医。日本消化器病学会専門医・指導医。日本肝胆膵外科学会高度技能指導医。岡山大学臨床教授。消化器がんの外科治療が専門（特に肝胆膵外科）

医療バランスと地域連携の充実

広島県では、保健医療の基本単位として、県内を7つの医療圏に分けて設定しています。広島、広島西、呉、広島中央、尾三、備北、福山・府中の各医療圏です。県内の他地域と比べてこの福山・府中圏域では、病院（総合病院）と診療所（開業医）の連携や大中小それぞれの病院の関係などに、大きな違いはないと考えます。

福山・府中圏域は広島県東部に位置し、岡山県と県境を接しています。福山市内の病院では、設立年代順ですと福山医療センター、中国中央病院、日本鋼管福山病院、福山市民病院（公的4病院）が中核を担っています。また、脳神経センター大田記念病院・福山循環器病院などの民間専門病院が、圏域の急性期医療において大きな役割を果たしていることも、特徴ではないかと考えます。

しかし、同圏域の医師・看護師の数は、人口10万人に対して全国平均以下となっており、残念ながら医療資源は決して恵まれてはいません。中でも大きな課題は、地域全体に若い医師や看護師の人数が絶対的に少ないことです。現在、同地域には看護学校が2校しかありませんが、今春福山地区に看護師の養成学校ができると聞いています。

もう一つの課題が、24時間365日に小児救急に対応できる病院がないことで、小児の救急患者が入院できる病床と医師の確保が、圏域の大きな課題となっています。

医療バランスとしては、高度急性期・急性期・回復期・慢性期のどの段階の患者さんも、他地域から頻繁に出入りがあるということもなく、この圏域の住民の9割は地元で医療が完結できていますし、基本的には地域の連携は取れていると考えます。

2025年に向けて求められる医療機能の分化

国は、団塊の世代が後期高齢者となる2025年を見据えて、医療改革の実施を計画中です。地域で必要とされる医療構想を構築していくための地域医療構想調整会議が、各種団体からの代表者によって発足しています。

その中の1つが医療機関の機能分化です。つまり、同じ地域の病院が同じような医療を行うのではなく、症状が出たらまず「かかりつけ医」による医療、そこからの紹介で手術などを行う「急性期」の医療、そしてリハビリなどの「回復期」の医療、介護が必要なら「在宅か介護施設へ」という、病院から次の病

国が提唱する地域完結型医療

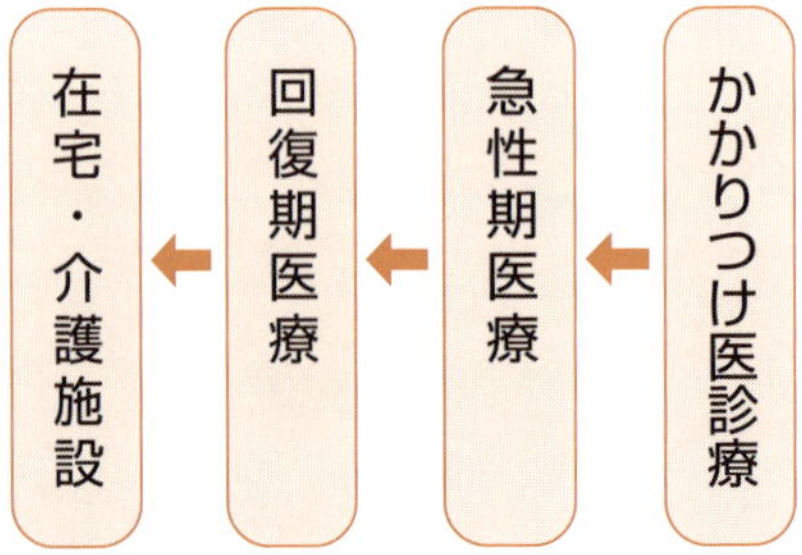

院や施設への地域完結型医療の確立を考えています。

また、無駄な医療費を抑えるために、かかりつけ医からの紹介状のない初診の方に対して、400床以上の病院受診時の加算初診料も導入されました。

病院医療についてお話しすると、「地域の中で、必要な病床数を調査・検討を行って決めてください」いうのが、国の基本的な考え方です。その中で、この圏域の課題は、現在、各病院が報告している機能別病床数と2025年に福山・府中圏域で必要とされる機能別病床数、特に急性期病床数と回復期病床数に解離があることで、これから2025年に向けて、急性期病床から回復期病床への病床機能の転換が行われるのではないかと考えています。

機能の異なる病院同士の連携は可能性がありますが、同じ機能を持つ病院と病院の連携は難しいでしょう。しかし、医療需要の拡大が見込めない中、たとえば急性期病院同士であっても、お互いが強みを生かすような疾患領域別の分化や連携は必要になっていくと考えます。

かかりつけ医を持つメリットとは

かかりつけ医について、日本医師会では「健康に関することを何でも相談でき、最新の医療情報を熟知して、必要なときには専門医や専門医療機関を紹介してくれる、身近で頼りになる医師のこと」と位置付けています。

患者さんご自身の生活圏内に開業されている、内科系か外科系で全身を診ることのできる先生がいらっしゃれば、風邪や少しの体調変化でもまずは相談し、その先生と「顔を知り、顔を知られる関係」を作って親しくなることが、まずは最初の段階だと思います。そうなれば、何でも相談することができます。

さらに言えば、私の世代が子どもの頃の田舎の医師のように「健康相談を拒まず、家族構成までも把握しているほどの地域に根付いた先生」が、本当のかかりつけ医だと考えます。その上で「かかりつけ医の施設での診療と、その先の必要な医療は紹介する」といった信頼関係ができていくと思います。

また、かかりつけ医を持つメリットの1つに「検診の受診率が高くなり、がんなどの疾患も早期に見つかることで、患者さんの健康や生活に役立つこと」があります。現状では、この圏域のがん検診受診率は低く、改善が求められています。かかりつけ医の先生方には、検診をぜひ勧めてほしいですね。病気の早期発見は、医療費の軽減にもつながります。皆さんが健康に過ごしていただくために「がんを防ぐための新12か条」（禁煙・節酒・バランスの取れた食事・減塩・適度な運動など※２０１７年（公財）がん研究振興財団公開、下表）なども参考に、定期的な検診や早期受診を心がけていただければと思います。

がんを防ぐための新 12 か条

1条．たばこは吸わない	7条．適度に運動
2条．他人のたばこの煙を避ける	8条．適切な体重維持
3条．お酒はほどほどに	9条．ウイルスや細菌の感染予防と治療
4条．バランスのとれた食生活を	10条．定期的ながん検診を
5条．塩辛い食品は控えめに	11条．身体の異常に気がついたら、すぐに受診を
6条．野菜や果物は不足にならないように	12条．正しいがん情報でがんを知ることから

（公財）がん研究振興財団「がんを防ぐための新 12 か条 2017」より引用

また、病院の医師の立場からすると、かかりつけ医での診療で本当に専門的治療が必要かどうかの調べがついていると、効率的で仕事の負担軽減にもなります。そうすることで、他の患者さんの診療に時間を使えるメリットにもつながるのです。

かかりつけ医は、地域と病院を結ぶ橋渡し役

私は、かかりつけ医は「地域と病院の出入口を結ぶキーパーソン、橋渡し役」だと思っています。現在、福山地域でも訪問診療だけを行う地域に根差した開業医も出てきています。これからは、病診連携だけでなくクリニック同士も連携したネットワークづくりが、地域医療を支えるためには大事だと考えます。

現代は、何か病気になって治っても、また次の病気が見つかる時代です。繰り返し、長期にわたるケアが必要な時代になっています。かかりつけ医に「広く、長く」、生活習慣病のチェックなどの健康管理をしてもらうことが大切ですので、ぜひ身近で良いかかりつけ医を持っていただきたいと思っています。

地域と病院を結ぶ橋渡し役

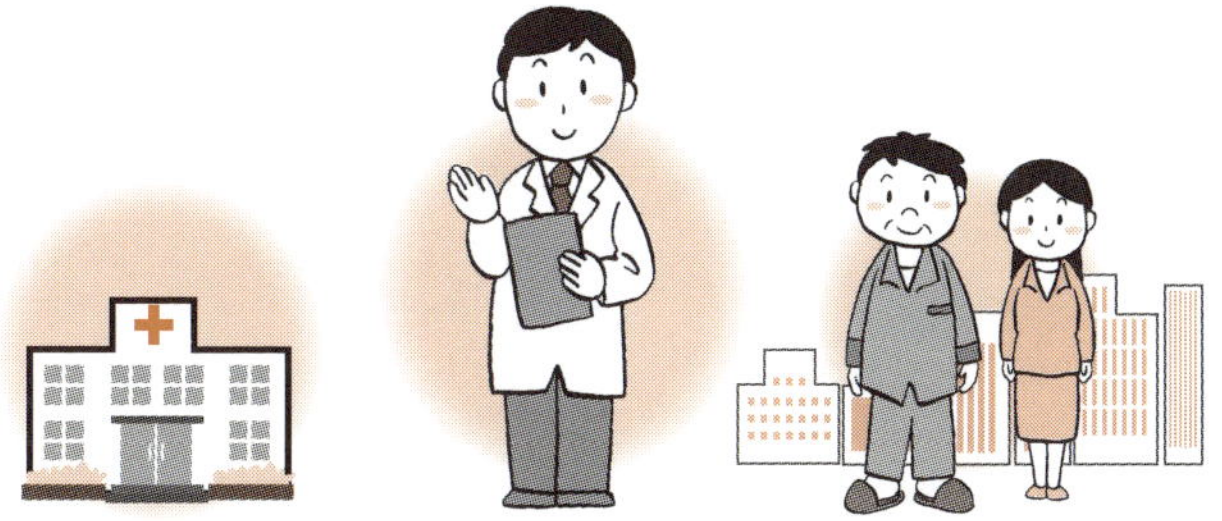

目次

目次

迷ったときのかかりつけ医④／福山・尾道・府中他 編

※「女性の病気・整形外科」は、既刊『かかりつけ医シリーズ❶❷』もご参照ください。

目次

目次

迷ったときのかかりつけ医❹／福山・尾道・府中他 編

※「女性の病気・整形外科」は、既刊『かかりつけ医シリーズ❶❷』もご参照ください。

目次

目次
迷ったときのかかりつけ医④／福山・尾道・府中他 編

※「女性の病気・整形外科」は、既刊『かかりつけ医シリーズ①②』もご参照ください。

目次

目次 迷ったときの かかりつけ医❹／福山・尾道・府中他 編

※「女性の病気・整形外科」は、既刊『かかりつけ医シリーズ❶❷』もご参照ください。

目次

※「女性の病気・整形外科」は、既刊『かかりつけ医シリーズ❶❷』もご参照ください。

目次

岡山県（施設名五十音順）

福山・尾道・府中他編

―頼れるかかりつけ医（全38施設）

内科（循環器、消化器、生活習慣病など）
外科・脳外科・小児科・産婦人科
眼科・皮膚科・耳鼻咽喉科
精神科・心療内科・歯科

精神科・心療内科

福山市多治米町

一人ひとりに寄り添い、心の病気の治療に尽力

あおばメンタルクリニック

新田 薫彬 院長

特色

・うつ病、パニック障害、不安障害、適応障害、不眠など、心の病気全般の診療に対応
・初診患者は、看護師が十分な時間をかけて問診
・プライバシーを重視し、完全個室の診察室や患者を番号で声かけ

福山市多治米町 1-11-17　TEL 084-981-1250
H　P　http://www.aoba-clinic.org/
駐車場　10 台

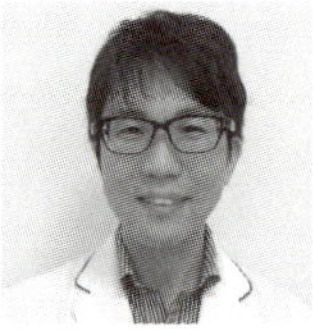

診療時間	月	火	水	木	金	土	日
9：00 ～ 13：00	○	○	休診	○	○	○	休診
15：00 ～ 18：00	○	○	休診	○	○	○	休診

＊祝日は休診

診療科目	診療・検査内容
精神科	うつ病、適応障害、気分変調症、躁うつ病、統合失調症、パニック障害、不安障害、強迫性障害、不眠症、自律神経失調症、注意欠陥・多動性障害（ADHD）など
心療内科	心身症など
特記ポイント	上記は一例。心の病気やストレスからくる、さまざまな不調に対応

クリニックの概要

●診療科目と領域

心の悩み・心の病気を治療する精神科、ストレスからくる心身の不調を治療する心療内科を専門とするクリニック。

「眠れない」「イライラする」「気分が沈む」「人前であがってしまう」といった心の悩み、「胸がドキドキする（動悸）」「息苦しい（呼吸苦）」「頭が痛い（頭痛）」「めまい」「吐き気」など、精神的なストレスに伴う身体症状の改善をめざす。医療機関として、心の専門家として、地域の精神医療に積極的に取り組んでいる。

●診療ポリシー

うつ病、パニック障害、不安障害、適応障害、不眠、注意欠陥・多動性障害など、心の病気全般の診断・治療を行う同院。現代社会において、心の病気にかかることは珍しいことではない。心の病気になると、体にもさまざまな症状

クリニック・データ

沿革	2016年9月開院
実績	うつ病／1295例（うつ状態含む）、適応障害／386例、躁うつ病／132例、統合失調症／200例、パニック障害／105例、不安障害／235例、不眠症／869例、注意欠陥・多動性障害（ADHD）／47例（※重複あり）
連携病院	光の丘病院、脳神経センター大田記念病院など

が現れ、日常生活に支障をきたしてしまう場合も多い。

新田院長がめざすのは、一人ひとりの心に寄り添い、気軽に相談できるクリニック。病気の種類・状態・段階・経過、患者の特性、周囲の環境などに合わせ、精神療法や薬物療法、生活相談や就労相談などを組み合わせた治療を実施している。

初診の患者に対しては、看護師が十分な時間をかけて問診した後に、問診表を基に院長が診察を行う。相談しやすい雰囲気を大事にしており、患者からは「院長も看護師も話しやすかった」「しっかり悩みを聞いてくれた」といった声が多い。プライバシーに配慮し、診察室は完全個室、名前ではなく番号で呼ぶようにしている。初診は完全予約制だが、電話のほかインターネットでの予約も可能だ。

心の病気は誰でもかかる可能性があるが、多くの場合は治療によって回復し、安定した社会生活を送ることができるようになる。最近では、効果が高く副作用の少ない治療薬も出ており、以前よりも回復しやすくなっているという。

「心の病気になった場合、風邪などの体の病気と同じように医療機関で治療を受けることが大切です。体の病気同様、早期発見・早期治療が回復も早く、予後も良いです。少しでもおかしいと感じたら、早めにご相談くださいね」

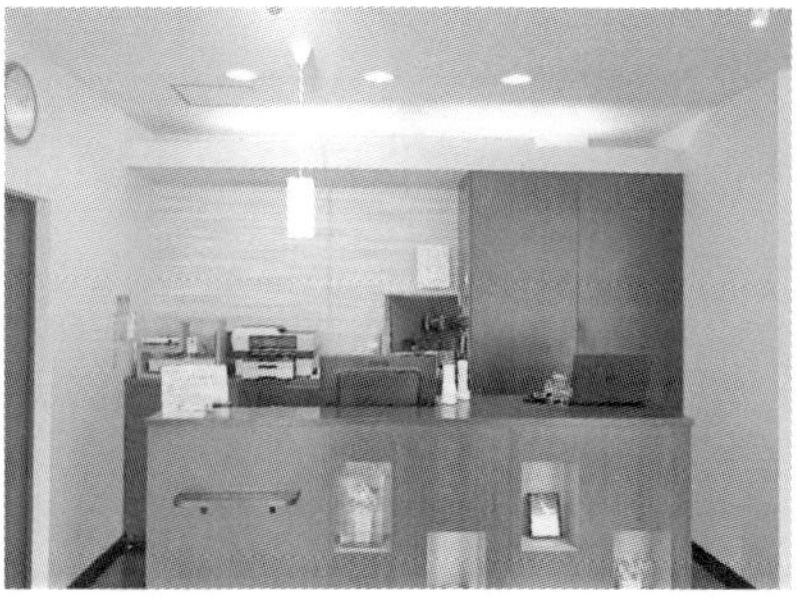
白と茶を基調としたシックな院内

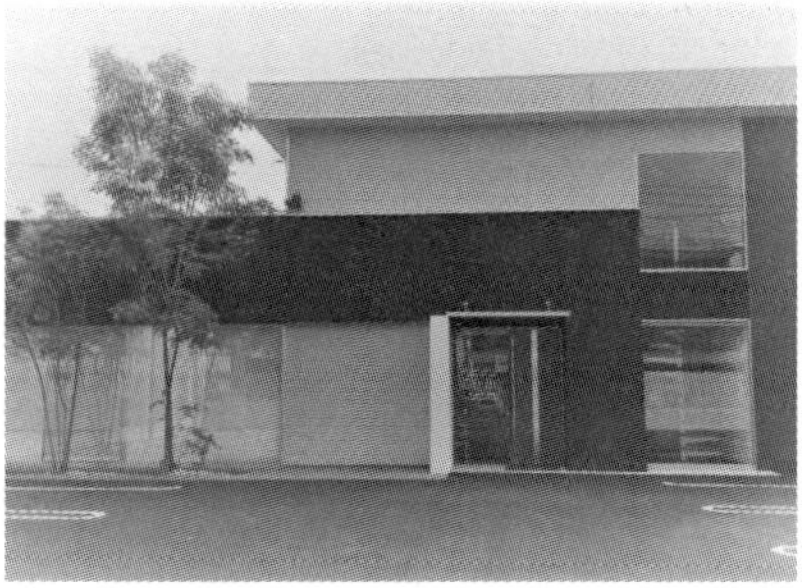
スタイリッシュな外観

新田 薫彬
（にった・しげあき）

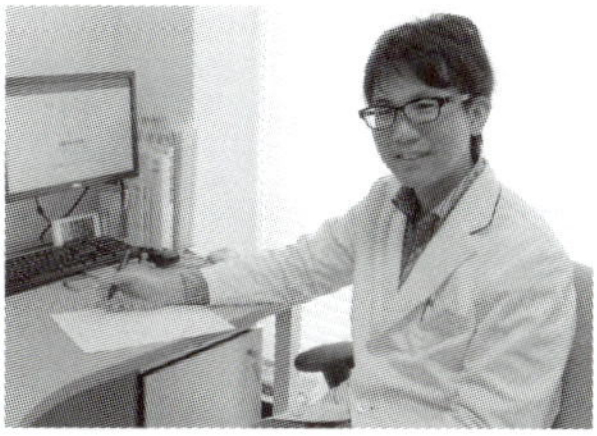

PROFILE

経　歴	福山市出身。2009年岡山大学医学部医学科卒業。日本鋼管福山病院、松戸市立病院、国立精神・神経医療研究センター、光の丘病院などを経て2016年より現職
資　格・所属学会	精神保健指定医。日本精神神経学会認定精神科専門医・指導医。産業医
趣　味	ジョギング、旅行
モットー	できることを全力でやる

●院長の横顔

歯科医師だった父親の影響もあり、物心ついたときから漠然と医師をめざす。決め手となったのは、小学生の頃に病気で入院したこと。当時、家族と離れるさみしさを強く感じていたが、先生やスタッフに、温かくやさしく接してもらいさみしさが和らいだ。この体験を機に、「医師になって一人ひとりの患者さんの病気だけでなく、その心に向き合いたい」という強い思いが芽生える。

精神科の道に進もうと決めたのは研修医のとき。患者との対話の中で診断し、治療していく精神科の治療方法が、自分の理想とする医師のイメージにぴったりだった。レジデント（後期臨床研修医）として勤務した国立精神・神経医療研究センターでは、精神科一般の研修に加え、精神科救急、精神科リハビリテーション・デイケア、認知行動療法*、精神科リエゾン*など多くの経験を積む。

＊認知行動療法／「考え方」と「行動」の関係に焦点を置いて行う心理療法
＊精神科リエゾン／身体疾患に伴うさまざまな心理的問題を、チーム医療で扱おうとすること

●院長からのメッセージ

うつや不安といったさまざまな心の病気や、ストレスによる体の不調などを治療し、一人でも多くの患者さんの社会生活を支えたいと考えています。福山市では慢性的に地域の精神科の診療所が不足しています。微力ながら、地域医療に貢献していきたいです。

心療内科・内科

福山市東桜町

心癒される空間で、体と心をトータルで診療

あをうめクリニック

山家 典子 院長

特色

・心身症・うつ・睡眠障害・摂食障害・がんの心理療法まで、さまざまな疾患に対応
・一人ひとりに合わせた、患者に寄り添う診療に定評
・福山駅前の好立地、電車・バスで至便なアクセス

福山市東桜町 1-43 備広福山駅前ビル 5F　TEL 084-922-5030
H　P　http://www.aoume-cl.com/
駐車場　なし（※提携駐車場の場合、会計時にサービス券を配布）

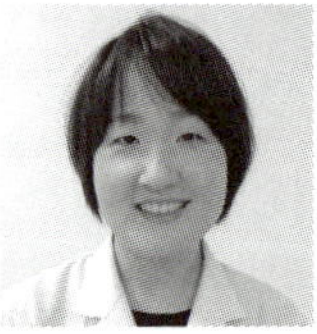

診療時間	月	火	水	木	金	土	日
9：00～12：00	○	○	休診	○	○	◎	休診
14：00～18：00	○	○	休診	○	○	休診	休診

＊祝日は休診　◎土曜午前は9:00~14:00　＊予約制

診療科目	診療・検査内容
心療内科	心身症、身体表現性障害、自律神経失調症、うつ、不安障害、睡眠障害、摂食障害、がんの心理療法など
内科	風邪や生活習慣病など一般的な内科診療
特記ポイント	心電図、血液検査、尿検査可。特定検診、インフルエンザ・肺炎球菌ワクチンなど各種予防接種も随時受付（要予約）。企業のストレスチェック後の高ストレス者への面談も対応可

クリニックの概要

●診療科目と領域

心療内科は、内科系の病気を体だけでなく、心理面・社会生活面を含めて、それらの関係性を評価しながら総合的・統合的に診る医学。体と心、そして個人をとりまく環境なども考慮し、トータルで診ながら病気の治療を進める。

同院では、心身症・身体表現性障害・自律神経失調症・うつ・睡眠障害・摂食障害など、さまざまな症状や疾患に対応。心理療法に加え、必要に応じて薬物治療も行う。また、同科の適応ではないと考えられる患者、内科以外の身体疾患（皮膚科・整形外科など）が問題の患者、より専門性の高い治療を必要とする内科疾患を持つ患者には、適切な医療機関を紹介している。

●診療ポリシー

山家院長の実家にある一本の梅の木が新緑の頃、清々しい実をつけるのを見

クリニック・データ

沿革	2016年6月開院
実績	延べ患者数／5194人／2017年1～12月
連携病院	東京大学医学部附属病院、福山市民病院など

て名付けられた「あをうめクリニック」。院内は、青梅をイメージした爽やかな薄緑色をテーマカラーに、随所に絵画や観葉植物を配置。患者の不安を和らげ、気持ちをリラックスさせてくれる癒しの空間を提供している。

同院では、緊張やストレス、苦手なこと、プレッシャーなどにより体に病気が起こったり、悪化した患者を身体面・心理面のトータルで診療。「検査をしても異常がないが、経過から体の症状に心理的な要素が関連していると思われる」「ストレスを強く感じることがあり、それ以降、体の調子が悪くなった」「体の病気を指摘されているが、それが心理的な要素で悪化している」などで悩んでいる人が対象になる。

「なるべく話しやすい雰囲気をつくっていますが、誰でも、最初から何でも話せるわけではありません。徐々に心を開いてもらえるよう、一人ひとりのペースに合わせ、それぞれの患者さんに寄り添った診療を心がけています」。じっくり丁寧に患者の話を聞くため、初診では30～40分程度を設定。患者から「ここに来て楽になった」「ここに来るだけで癒される」と言われることがうれしいという。「心療内科・内科医として培ってきた医療技術や経験を基に、地域の心身医療に貢献していきたいですね」と笑顔で語る。

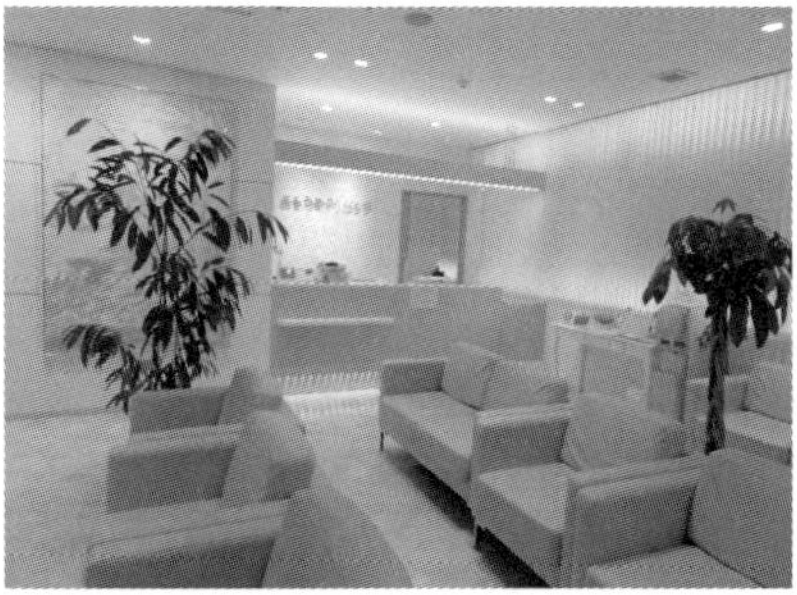

穏やかなBGMが流れる心地よい待合室

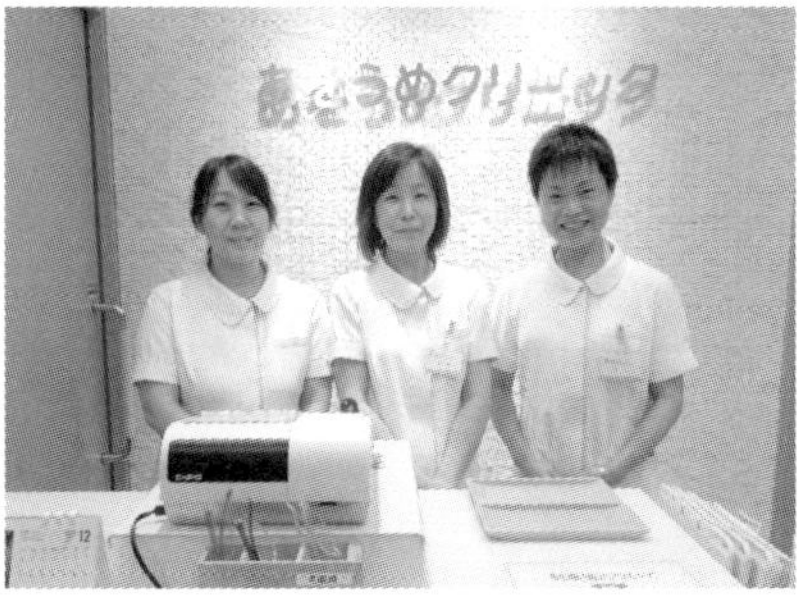

笑顔が印象的なスタッフは全員女性

山家 典子
（やまや・のりこ）

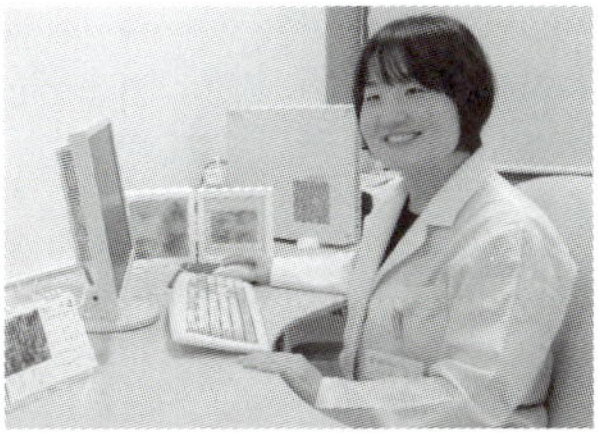

PROFILE

経　歴	福山市出身。福山誠之館高等学校卒業。米国Wisconsin州Racine Case高校卒業。愛媛大学医学部医学科卒業。東京大学大学院医学系研究科内科学専攻医学博士課程修了。東京女子医科大学東医療センター助教、東京大学医学部附属病院、公立昭和病院医長を経て、2016年より現職
資　格・所属学会	日本内科学会認定内科認定医。日本医師会認定産業医。実用英語技能検定準１級。日本心身医学会。日本心療内科学会。日本内科学会。日本サイコオンコロジー学会
趣　味	ボイストレーニング（たまにライブハウスで歌うことも）、香道
モットー	「今、ここで」できることに集中する

●院長の横顔

幼い頃の夢は宇宙飛行士だったが、それをめざすため理系の学部を調べているうちに医学に興味を持ち、医師を志すことに。東京の病院で働いていた頃には、JAXAの宇宙飛行士選考試験を受けた経験も。

胃潰瘍《かいよう》や喘息《ぜんそく》など、ストレスが原因の疾患が多いと知り、そのメカニズムを解明したいと心療内科を選択。地域の心身医療に貢献したいとの思いから、地元の福山で開院した。「はじめはどんよりしていた方が、徐々に元気が出て、表情も豊かになった姿を見ると、この仕事をやっていて良かったと実感します」と院長。柔らかな物腰で、じっくり話を聞いてくれるため、幅広い世代から相談しやすいと評判だ。

●院長からのメッセージ

心療内科は、心と体がリンクしている部分をトータルで診る医学。比較的新しい科ですので、世間ではまだ認知されてない部分もあります。どの科を受診すればいいか分からない場合にも、気軽にご相談くださいね。当院で対応が難しい場合は、精神科や神経内科など専門の病院を紹介します。

内科・糖尿病内科・腎臓内科

福山市御船町

糖尿病診療を中心とした地域の内科クリニック

いしい内科・糖尿病クリニック

石井 啓太 院長

特色

- 1型糖尿病のインスリンポンプ治療に対応、フラッシュグルコースモニターを活用
- 肥満合併糖尿病、腎症・神経障害・網膜症合併糖尿病などにも対応
- 患者の個性や生活環境を踏まえた診療スタイルが評判

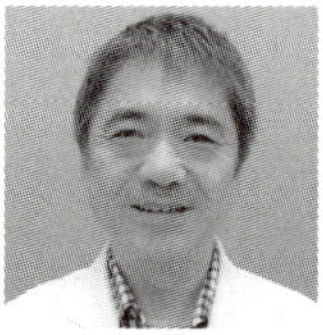

福山市御船町 1-9-3-2F　TEL 084-973-2555
H　P　http://ishii-dm.com/
駐車場　38 台（共用）

診療時間	月	火	水	木	金	土	日
9:00 ～ 12:30	○	○	○	○	○	○	休診
15:00 ～ 18:00	○	○	休診	○	○	休診	休診

＊祝日は休診

診療科目	診療・検査内容
内科	一般内科、X線検査、超音波検査（全身）、血液・尿検査（検査結果は当日説明）など
糖尿病内科	1型・2型糖尿病、肥満、インスリンポンプ治療、インスリン療法、自己血糖測定器（4種類）、フラッシュグルコースモニターなど
腎臓内科	糸球体腎炎、ネクローゼ症候群、糖尿病腎症の診断・治療など
特記ポイント	通院患者の9割以上が糖尿病の患者。HbA1c（ヘモグロビンエーワンシー）値が測定できる「自動グリコヘモグロビン分析計」、脂質代謝・腎機能・肝機能などの生化学検査値結果が30分程度で測定可能。動脈の硬さや血管の詰まり具合を診る「PWV ABI」などの検査機器を完備

クリニックの概要

●診療科目と領域

同院は、1型糖尿病のインスリンポンプ治療や高度肥満の2型糖尿病、三大合併症といわれる糖尿病腎症・糖尿病神経障害・糖尿病網膜症《もうまくしょう》を合併した糖尿病まで診療を行う糖尿病専門クリニック。糖尿病合併妊娠・妊娠糖尿病の妊娠・出産・授乳期の栄養代謝管理も行っている。

備後エリアにおいて、話題が先行するものの実際にはまだ活用例の少ない、新型の持続血糖測定器「フラッシュグルコースモニター」を導入しているのも特徴で、糖尿病患者が時間や場所を問わず、非観血的に（出血を伴わずに）血糖値を測定できると評判は上々だ。

●診療ポリシー

長年にわたり、地域の腎臓病・糖尿病医療に携わってきた石井院長。患者の

クリニック・データ

沿革	2017年1月開院
実績	1型糖尿病／37人、インスリンポンプ治療／4件、糖尿病合併妊娠・妊娠糖尿病の栄養・血糖管理件数／7件（各2017年）
連携病院	中国中央病院、福山市民病院、福山医療センター、日本鋼管福山病院、脳神経センター大田記念病院、福山循環器病院、岡山大学病院

個性や生活環境を踏まえ、無理のない治療を提案する診療スタイルが多くの患者から厚い信頼を得ている。

糖尿病には、インスリンが全く分泌されない「1型」と、食事・運動不足などの生活習慣が原因の「2型」がある。2型の治療には食生活と運動の改善が欠かせない。「食事も運動も付き合い方は人それぞれ。できることを続けていくことが大事です。無理をすると結果にもつながりません」と院長は話す。衣食住は人間の生活において基本となるため、納得のいかない食事制限や厳しすぎる生活改善は、一生続けることが困難な上、糖尿病と向き合うことを止めてしまう場合も多い。

同院では、食事の聞き取りを栄養士が行った後、院長と患者で食事療法の方向性を決めていく。方向性は患者自身に見つけ出してもらい、院長やスタッフはあくまでもサポートという形で指導する。「食事は日々の楽しみです。糖尿病だからといってあきらめることはありません。〝奪う〟のではなく、できる限り叶えてあげたいです」

同院がめざすのは「患者が希望を持って、前向きに取り組める治療」。病気と向き合う厳しさを持ちつつも、患者一人ひとりの目線に立った診療は、訪れる人を笑顔に変えていく。

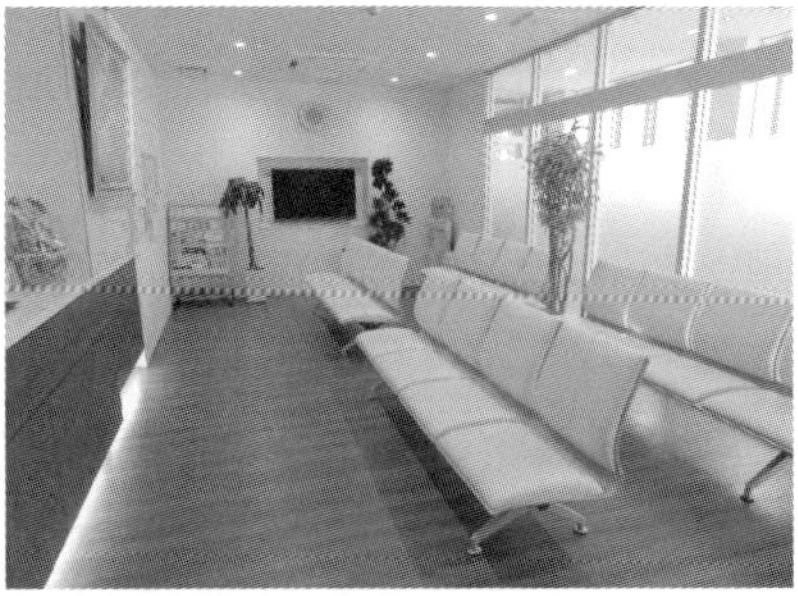
白と茶を基調としたシンプルな待合室

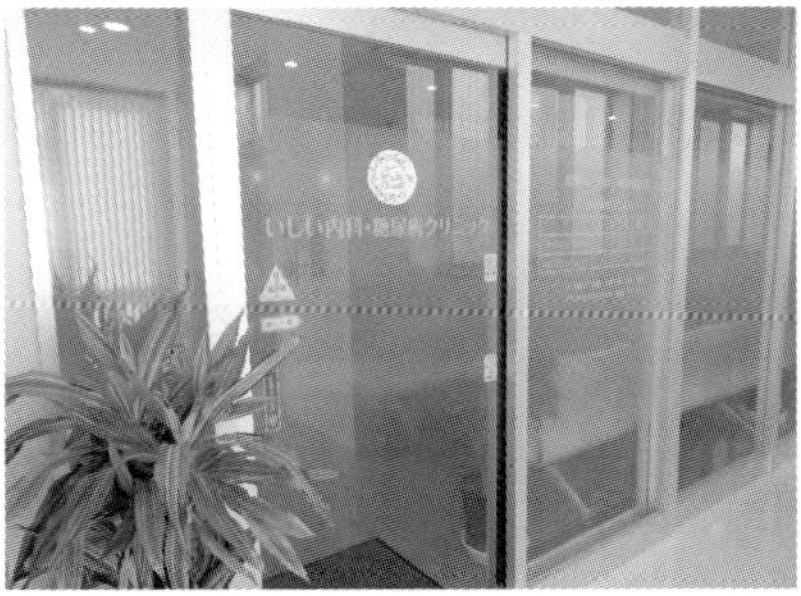
クリニックは建物の２階フロアにある

石井 啓太
（いしい・けいた）

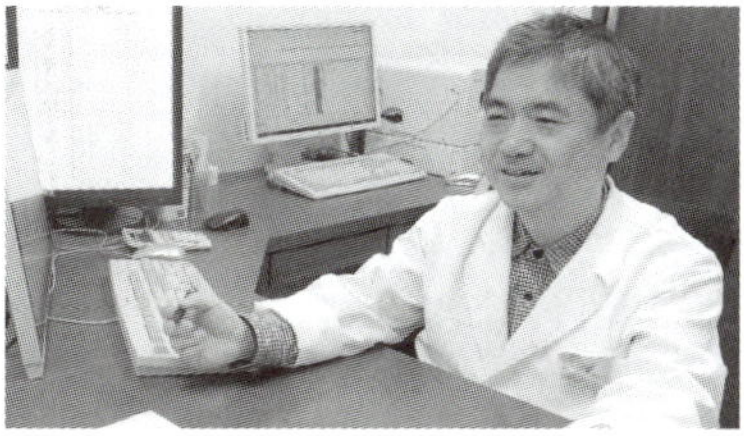

PROFILE

経　歴	福山市出身。父親の仕事の関係で3歳から北海道へ。中学・高校は島根県出雲市で過ごす。1985年金沢大学医学部卒業、岡山大学医学部第3内科入局。1995年中国中央病院内科着任、糖尿病・腎臓病内科部長、栄養管理室長、人工透析室長、臨床研究・治験管理室長、医務局長などを経て、2017年1月より現職
資　格・所属学会	日本内科学会認定医。日本内科学会中国支部評議員。日本糖尿病学会認定糖尿病専門医。日本糖尿病学会全国学術評議員
趣　味	絵画鑑賞

●院長の横顔

母親の兄弟に内科医がいて身近な職業だったことと、医師という仕事のさまざまな可能性に魅力を感じて医師を志す。

大学では腎臓病・糖尿病を専門に学び、21 年間勤めた中国中央病院では、腎臓・糖尿病を中心とした内科医療全般に携わる。中国中央病院は臨床研修の基幹病院でもあったため、初期研修医を対象にプログラムを作成する責任者としても活躍。2017 年に、父親の生まれ故郷で、幼い頃から帰省先として馴染みのあった福山市で開院。豊富な経験と穏やかな人柄が慕われ、中国中央病院の頃からの患者も多い。

大切にしている言葉は「一期一会」。

●院長からのメッセージ

「患者さんの病気を良くしたいという気持ちに応え、少しでも自由を尊重したい」と思いながら、診療を行っています。クリニックに来られた患者さんの気持ちを汲み取っていきたいと考えています。スタッフも「汲む」ということを大切にするよう心がけています。患者さん目線の医療を心がけていますので、何でも気軽にご相談ください。

内科・胃腸内科・放射線科

福山市大門町

高齢者に寄り添った診療で地域医療に尽力

いしおか医院

石岡 英彦 院長

特色

・認知症サポート医として、地域の認知症診療に注力
・CT・X線検査では、放射線科専門医による遠隔画像診断を実施
・福山市東部、笠岡市西部エリアへの無料送迎サービスで通院をサポート

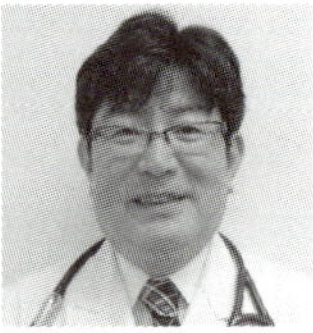

福山市大門町 3-19-14　TEL 084-946-5100
H　P　http://www011.upp.so-net.ne.jp/ishioka/
駐車場　30 台

診療時間	月	火	水	木	金	土	日
8：30 ～ 12：00	○	○	休診	○	○	○	休診
15：00 ～ 19：00	○	○	休診	○	○	△	休診

＊祝日は休診　△土曜午後は15:00~17:00

診療科目	診療・検査内容
内科	慢性疾患（認知症、呼吸器疾患、肝胆膵腎疾患など）、急性疾患（上気道～呼吸器、消化管疾患）／甲状腺・頸動脈・心・腹部エコーなど
胃腸内科	上部消化器疾患（食道、胃、十二指腸疾患）、下部消化器疾患（大腸疾患、クローン病、潰瘍性大腸炎、ポリープ切除術）／内視鏡（経鼻）など
放射線科	頭部～下肢まで全身検索が可能。80列マルチスライスCT、バーチャル下部内視鏡検査。読影は全例で放射線専門医が実施
特記ポイント	院内で検体検査を行っており、20分程度でデータ説明が可能。エコー・放射線検査は女性技師が実施

クリニックの概要

●診療科目と領域

同院は内科、胃腸内科（消化器内科）、放射線科が専門。特に、上部消化管内視鏡検査（胃カメラ）、下部消化管内視鏡検査（大腸カメラ）、生活習慣病（糖尿病・高血圧症・高脂血症など）の治療に力を注ぐ。さまざまな検査機器を使用して、迅速・正確な診断を行うように努めており、患者の症状や病態に応じた診療を提供している。

在宅医療や往診では、ポータブルX線単純撮影装置・ポータブル心電図計などを使い、自宅にいながら検査を行うことができる。

●診療ポリシー

福山市大門町で生まれ育った石岡院長。「一人ひとりを大切に、やさしく、誠実に、温かい医療で患者を守る」を理念に掲げ、故郷に少しでも恩返しでき

クリニック・データ

沿革	2007年開院
実績	胃カメラ／3792件、大腸カメラ／1075件、CT／4351件（単純2177件・造影2174件）、バーチャル胃カメラ／15件、心エコー／1169件、腹部エコー／3921件、頸動脈エコー／266件、甲状腺エコー／490件など（開院後～2017年10月まで）
連携病院	日本鋼管福山病院、福山市民病院、福山医療センター、倉敷中央病院、川崎医科大学附属病院、中国中央病院、福山第一病院、福山循環器病院など

るよう地域に密着した医療を心がけている。

同院は、風邪や腹痛などの急性疾患から、高血圧・脂質異常症・糖尿病・高尿酸血症などの生活習慣病、肝・腎《じん》疾患、認知症まで幅広く対応。特筆すべきは、CT検査・X線検査の画像診断を専門医の加藤明先生（元佐賀医科大学放射線科助教授）に遠隔で行ってもらうことだ。通信回線で送った画像データを、放射線科のスペシャリストが的確に読影し、精度の高い診断が得られると評判。読影レポートは、通常は24時間以内、緊急の場合は60分以内に届く。院長と加藤先生のダブルチェック体制になっているのも安心である。

かかりつけ医として認知症にも寄り添っている。院長が認知症サポート医、スタッフ全員が認知症サポーターの資格を持っており、希望者には高齢者総合的機能評価を実施。歩行・栄養・排泄《はいせつ》・認知症など、老化に関する機能を細かく調べ、報告書を作成している。

２０１５年５月には、患者のニーズに応えて無料送迎サービスを開始。自宅までの送迎が可能なサービスで、対象は福山市東部・笠岡市西部エリア在住の再診患者。「高齢者の方から『足腰が弱くなり通院が難しくなって…』『車で通っていたが、事故を起こしそうになった』などの声があり、何とかしたいと。患者さんが喜んでいる姿を見ると、こちらもうれしくなります」とやさしく微笑む。

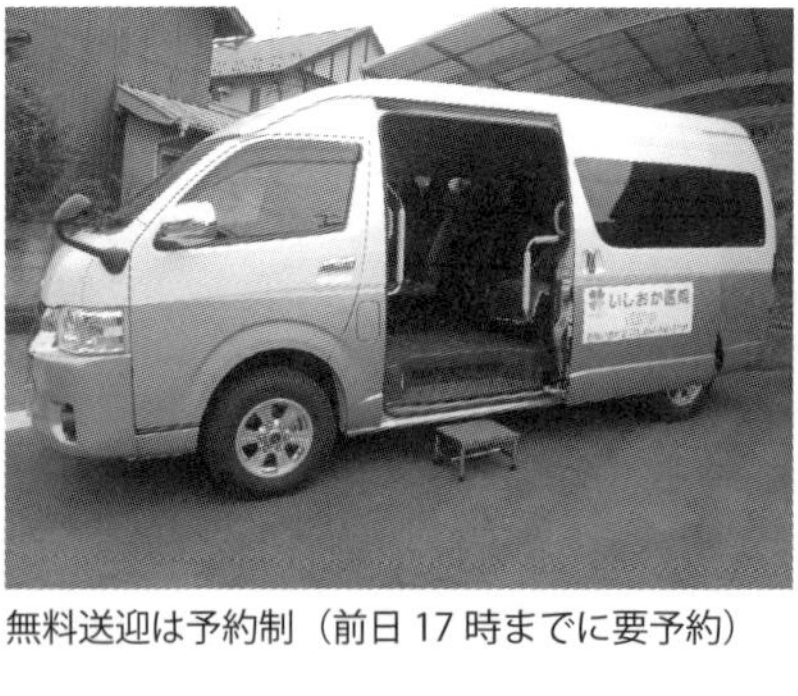

無料送迎は予約制（前日 17 時までに要予約）

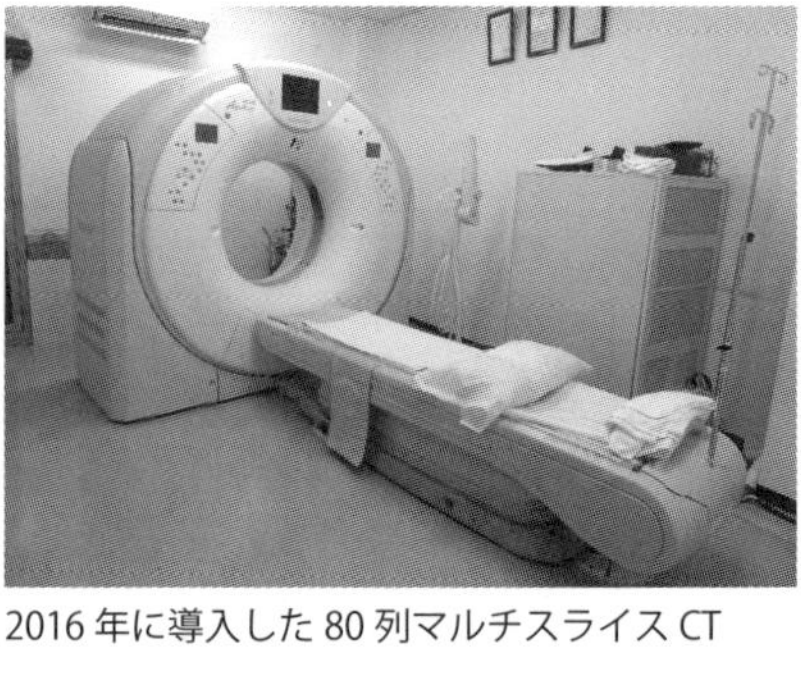

2016 年に導入した 80 列マルチスライス CT

石岡 英彦
（いしおか・ひでひこ）

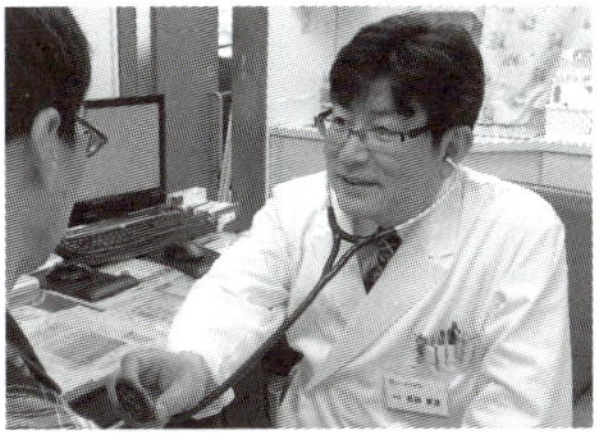

PROFILE

経　歴	1969年福山市出身。1997年産業医科大学医学部医学科卒業。岡山大学医学部附属病院第一内科学教室入局。日本鋼管福山病院内科・健康管理科医長を経て、2007年より現職。専門は一般内科、消化器内科、産業医学。岡山大学医学部附属病院では循環器グループで研修
資　格・所属学会	日本内科学会認定医。日本消化器病学会認定専門医。日本消化器内視鏡学会認定専門医。日本人間ドック学会・総合健診学会認定医・認定専門医。日本医師会認定産業医。認知症サポート医・かかりつけ医認知症対応力向上研修修了者など
趣　味	庭いじり
モットー	最善を尽くす

●院長の横顔

院長の弟は、先天性心疾患のため幼い頃から入退院を繰り返していた。心臓の手術を段階的に行い、消化管壊死《えし》などの重篤な状態を乗り越えてきた。そのときに出会った多くの医師たちが、とても親身になり助けてくれたことが、医師を志すきっかけに。

そして産業医科大学へ進学し、産業医として基本となる内科学の道を選択。日本鋼管福山病院では勤務医と産業医を兼任した。

●院長からのメッセージ

病気を疑っている方は、一人で考え込んだり、ネットの情報などに迷わされれたりせず、一度当院まで相談にお越しください。診察と検査をきっちり行うことで、科学的に診断します。福山市民病院をはじめ、各総合病院とも連携して加療にあたっています。

外科・内科・胃腸外科 他

福山市松浜町

仔細なものから深刻なものまで幅広い疾患に対応

いそだ病院

磯田 義博 院長

特色

- かかりつけ患者は24時間・365日対応
- 一般病床（地域包括ケア病床を含む）41床
- 交通の便が良い
- 通院困難な患者のための無料送迎サービスを実施

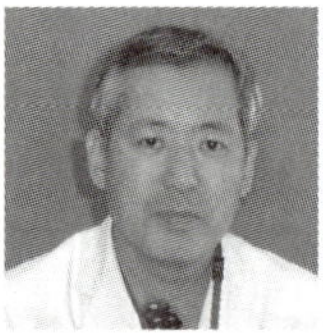

福山市松浜町 1-13-38　TEL 084-922-3346
H　P　http://www.isoda.or.jp/
駐車場　25 台

診療時間	月	火	水	木	金	土	日
9：00 ～ 12：00	○	○	○	○	○	○	休診
15：00 ～ 18：00	○	○	○	休診	○	休診	休診

＊祝日は休診

診療科目	診療・検査内容
外科	一般外科から緊急的外傷治療、内視鏡手術まで幅広く対応
内科	一般内科および漢方治療
胃腸外科・胃腸内科	内視鏡検査、内視鏡下のポリープ切除、胃腸出血病変の止血術など
肛門外科	肛門疾患の治療・手術
整形外科	肩や腰など運動器疾患全般、大腿骨頸部骨折などの手術
麻酔科	慢性的・急性的な痛みを取る治療、神経ブロック注射などによる疼痛緩和
リハビリテーション科	寝たきり防止から手術後の機能回復まで、入院・通院・訪問でのリハビリ
特記ポイント	医師は常勤4人のほか、非常勤5人の体制

病院の概要

●診療科目と領域

日常的な疾患をはじめ、腰痛などの急性疾患、糖尿病などの慢性成人病、呼吸器疾患、消化器疾患、甲状腺疾患、漢方医療および内視鏡手術など、診療科目は実に幅広い。特に胃腸疾患の診断と手術を含む治療には定評がある。

医師は常勤４人と非常勤５人の体制。常勤は、外科および内科外来を中心に健康診断や訪問診療も行う磯田院長、一般外科医でありながら一般的な内科医療と甲状腺疾患・肛門疾患の専門的な診療も行っている谷口寛医師、総合内科だけでなく漢方医療や針治療などにも取り組んでいる平岡尚子医師。非常勤は、麻酔に加えペインクリニックやがんの緩和医療において高い専門性を持つ岡田桂子医師のほか、大腿骨頸部《だいたいこつけいぶ》骨折《こっせつ》などの手術実績が豊富な整形外科医と、内視鏡検査を担当する内科医師が定期的に診療している。さらに、福山医療センターからの応援医師として磯田健太医師を迎え、外科手術の新体制が始動。鼠径《そけい》ヘルニアの内視鏡下手術など画期的な手術法に尽力している。

病院データ

沿革	1955年初代院長の磯田義明が御門町で「磯田外科病院」として開院。1971年に現在地に移転。1982年に現院長が着任し「いそだ病院」に改称。現在に至る
実績	患者数の内訳：外科・胃腸外科・肛門外科／約28%、内科・胃腸内科／約50%、麻酔科・整形外科・リハビリテーション科／約22%
連携病院	福山医療センター、福山市民病院、日本鋼管福山病院、中国中央病院、脳神経センター大田記念病院、福山循環器病院

●診療ポリシー

１９５５年に初代院長が開院して以来60余年、地域に根ざした病院として多くの実績を残してきた同院。「温かい人間関係のもと、仔細《しさい》で日常的な病気やけがから深刻な大病まで〝あなたのかかりつけ医〟として、私たちの持てる能力を最大限に活用し、皆さまに満足いただける医療・介護を提供する」を診療理念に掲げ、病気のことはもちろん、健康管理のことなども気軽に相談してもらえるような病院をめざし、スタッフ一人ひとりが日々研さんを積んでいる。より高度で安全な医療・介護を提供するため、人材育成にも力を入れ、院外研修も積極的にバックアップしている。

同院の一番の特徴ともいえるのは、小規模病院ならではの多職種間の緊密な連携。医師、看護師、薬剤師、管理栄養士、理学療法士、社会福祉士、居宅事業部、デイケア、事務部が協力し、患者にとって最適な方法を考えている。さらに、長年の知識や人脈を生かした他の医療機関との連携も強みである。

２０１６年10月には「病院内外で連携しながら、患者の病気とＡＤＬ（日常生活動作）低下を継続的に支えていこう」という構想から、地域包括ケア病床を開設。かかりつけ医としての機能を、ますます強化している。

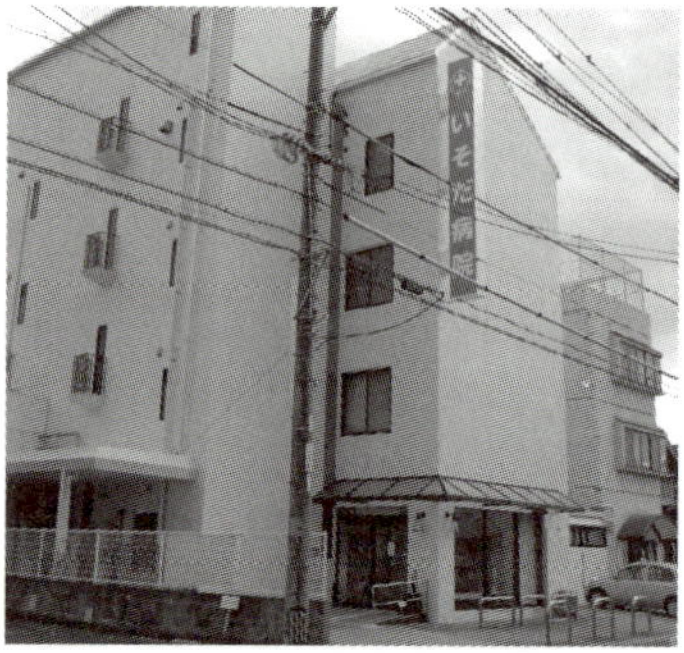

病院外観

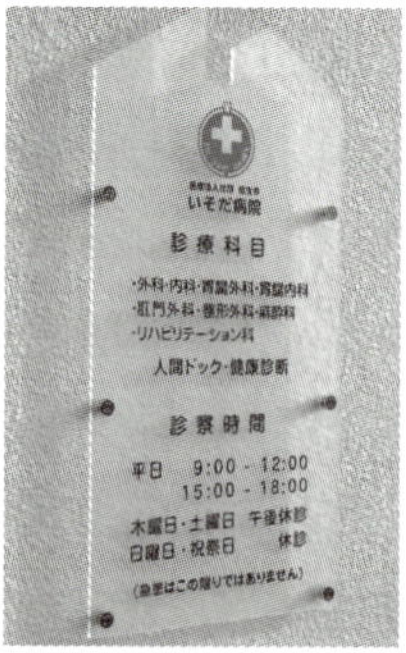

入口の標榜プレート

磯田 義博
（いそだ・よしひろ）

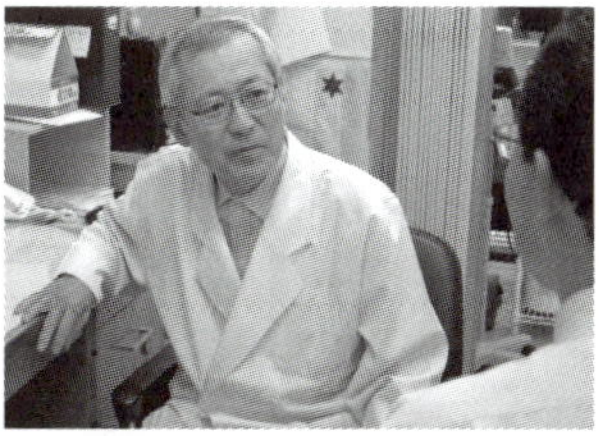

PROFILE

経　歴	1944年京都府舞鶴市生まれ。幼年時代は岡山県矢掛町で過ごす。1955年、父親が御門町で磯田外科病院を開院したのに伴い、福山市に転居。 慶應義塾大学医学部を卒業後、岡山大学の外科に入局。以後、山口県の南陽病院、香川県立中央病院、岡山赤十字病院などで一般外科の臨床経験を積む。この間、医学博士号を取得する一方、数千例の手術と千例近くの麻酔を行う。1982年にいそだ病院に着任。現在は、外科手術などの専門領域は若い医師たちに任せ、主にプライマリーケア医やかかりつけ医として活躍している
資　格・所属学会	医学博士。認知症サポート医（オレンジドクター）
趣　味	テニス、野球
モットー	自尊、惻隠《そくいん》の情

●院長の横顔

幼少時より開業医だった父の背中を見て育ったためか、自然に医師の道を志す。「医療は患者さんのために身を削るようなことがあるが、後悔したことはない」という。いそだ病院に着任後は、それまでに培った医療技術を故郷に還元すべく、医療現場で精力的に活動している。

●院長からのメッセージ

どんな病気のことでも、遠慮なくご相談ください。当院をご利用いただいている皆さんが、治療や介護を安心して気持ち良く受けられるよう、職員一人ひとりが誠心誠意、お役に立たせていただきます。当院および連携医をかかりつけ医にしておられる患者さんは24時間・365日、いつでも対応しておりますので、病気の急変など緊急時や困ったときは、まずはお電話ください。また、どんな医療機関を受診して良いか分からないときなどは、お気軽にいらしてください。

呼吸器内科・呼吸器外科・消化器外科 他

福山市東深津町

経験豊富な専門医によるハイレベルな手術に定評

井上病院

井上 文之 院長

特色

・肺がんの手術数は日本有数
・CT検査は結果が出るまで約30分。スピーディーな診断を実現
・がん末期のベストサポートケアを確立
・チームワークの良い診療スタッフ

福山市東深津町 3-23-46　TEL 084-943-5000
H　P　http://www.inoue-byouin-fukuyama.jp
駐車場　70 台

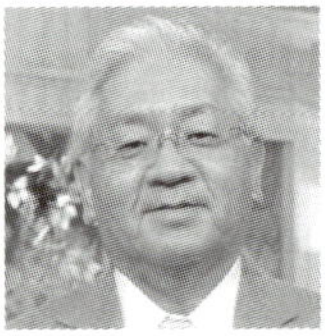

診療時間	月	火	水	木	金	土	日
9：00 ～ 13：00	○	○	○	○	○	○	休診
15：00 ～ 18：30	○	○	○	休診	○	休診	休診

＊祝日は休診　＊受付時間は午前12:30、午後18:15まで
＊水曜の午前、午後、木曜の午後は手術

診療科目	診療・検査内容
呼吸器内科	肺がん、肺炎、肺気腫、禁煙外来など
呼吸器外科	肺がん、気胸・肺嚢胞、縦隔腫瘍など
消化器内科・内科	胃潰瘍、大腸炎など
消化器外科・外科	胃がん、大腸がん、肝臓がん、膵臓がん、胆石など
リハビリテーション科	呼吸器リハビリテーション
放射線科	胸腹部レントゲン、CT検査

病院の概要

●診療科目と領域

肺がんの外科手術ができる有床診療所からスタートし、その後38床の病院に転換した同院。呼吸器疾患、消化器疾患の外科手術を得意とし、屈指の専門医によるレベルの高い手術には定評がある。現在は井上院長、森副院長、岡林副院長、上川外科部長、高橋診療部長、西川手術部長の6人体制で手術を施行。全身麻酔手術のうち、70〜80%は胸腔鏡《きょうくうきょう》手術を含む開胸《かいきょう》肺切除術である。

●診療ポリシー

開院にあたり「手術室を備え、肺がん手術のできる最小の医療機関を作ろう」と考えた院長。大学病院で一緒に手術をしていたメンバーを集め、地方の個人病院とは思えないハイレベルな手術チーム体制を整えた。現在、呼吸器外科専門で肺がん手術を得意とする院長を含め、同院で働く常勤医は5人、非常勤医

病院データ

沿革	2002年7月院長が19床の「井上クリニック」を開院。2008年9月には38床を擁する「井上病院」へと名称変更。2015年リハビリテーション科を新設。2016年からは常勤医師5人、非常勤医師4人体制となる
連携病院	岡山大学病院、福山市民病院、福山医療センターなど

4人（呼吸器4人、消化器3人、麻酔科医2人）。いずれも経験が豊富で、高い技術を持つ専門医ばかりだ。個々の能力の高さに加え、重要視しているのがチームワーク。「手術は一人ではできません。メンバー全員が同じポリシーのもと、抜群のチームワークで施行しています」

さらに、院長がこだわったのがCT検査のスピーディーさ。大規模病院では、CT検査を行うのが初診から2〜3週間後になることもあり、患者が検査結果を知るまでに1か月弱かかるのが当たり前。何度も病院に足を運ばないといけないため、患者への体力的・精神的な負担は計り知れない。「当院では、外来で受診してから検査結果が出るまで約30分。治療方針もその日のうちに決めるようにしています。CTの読影に自信を持っているからできることですね」

また、高度な先端医療を提供しながらも、がんが進行した患者のさまざまな症状に関わっていきたいとの思いから「ベストサポートケア」を確立。ベストサポートケアとは、体調に合わせて即座に対応することで患者の苦痛を和らげる治療のこと。「手術や化学療法、放射線だけが、がんの治療法ではありません。体力のない人もいる。痛みがあれば痛み止めを処方する、ご飯が食べられなければ点滴をする…これらも立派な治療なんですよ」。細やかな処置と誠実な対応は、多くの患者に安心感を与えている。

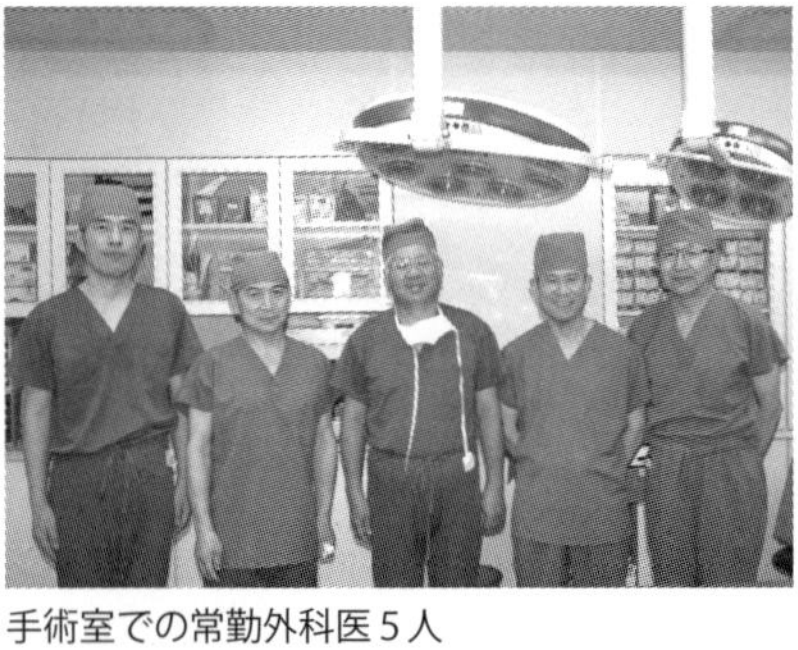
手術室での常勤外科医5人

●実績

	2014年	2015年	2016年	2017年
胃カメラ	808件	861件	902件	841件
大腸検査	231件	256件	288件	251件
気管支鏡検査	75件	60件	66件	71件

	2014年	2015年	2016年	2017年
全身麻酔手術	102件	97件	103件	106件
肺切除術	49件	54件	61件	57件

井上 文之（いのうえ・ふみゆき）

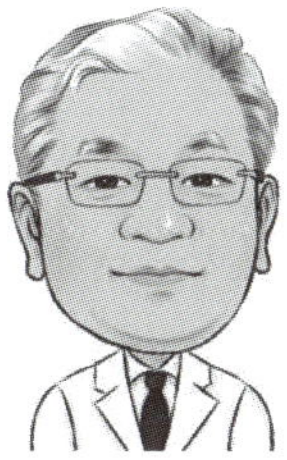

PROFILE

経歴　福山市出身。1978年川崎医科大学卒業。同年、岡山大学医学部第一外科入局。1995年米国テキサス大学MDアンダーソン癌センター留学。岡山大学医学部第一外科講師、外来医長、臨床助教授、広島市民病院呼吸器外科部長、福山医療センター呼吸器外科医長などを経て、2002年より現職。2008年福山市医師会副会長

資格・所属学会　日本呼吸器外科学会評議員・専門医・指導医。日本外科学会指導医・専門医。日本胸部外科学会正会員･指導医。日本気管支内視鏡学会指導医・専門医。日本がん治療認定医機構暫定教育医

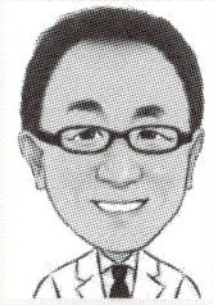

副院長　森 雅信（もり・まさのぶ）：常勤
プロフィール／消化器外科が専門で、特に肝胆膵が得意。日本外科学会専門医。日本消化器外科学会消化器外科専門医。消化器がん外科治療認定医。日本がん治療認定医機構。がん治療認定医・暫定教育医

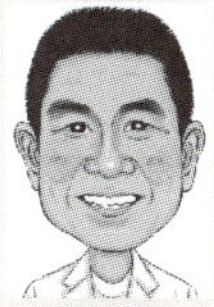

副院長　岡林 孝弘（おかばやし・たかひろ）：常勤
プロフィール／日本外科学会指導医・専門医。呼吸器外科専門医。日本胸部外科学会認定医。日本呼吸器内視鏡学会気管支鏡指導医・気管支鏡専門医。日本消化器外科学会認定医。日本消化器病学会専門医。日本がん治療認定医機構がん治療認定医・暫定教育医

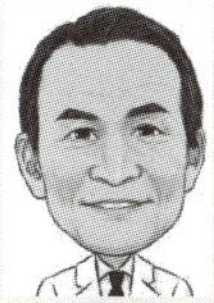

外科部長　上川 康明（かみかわ・やすあき）：非常勤
プロフィール／専門は胸腹部手術。岡山大学第一外科助教授時代は食道がんの責任者。日本外科学会指導医・専門医。日本消化器外科学会消化器外科指導医・専門医。日本胸部外科学会認定医

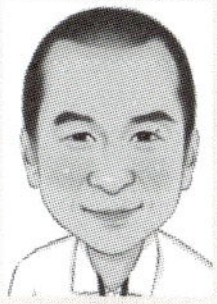

診療部長　高橋 正彦（たかはし・まさひこ）：常勤
プロフィール／呼吸器の専門医。日本外科学会専門医。日本呼吸器外科学会評議委員・専門医。日本気胸嚢胞性肺疾患学会評議委員

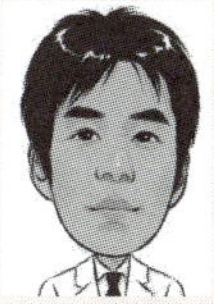

手術部長　西川 敏雄（にしかわ・としお）：常勤
プロフィール／呼吸器と消化器、両方の専門医。日本外科学会専門医。呼吸器外科専門医合同委員会呼吸器外科専門医。日本消化器外科学会消化器外科専門医。消化器がん外科治療認定医。日本消化器病学会専門医など

皮膚科・形成外科・アレルギー科

福山市紅葉町

「レーザー治療・皮膚腫瘍・やけど」で地域有数の施設

岩崎皮ふ科・形成外科

岩崎 泰政 院長

特色

・アトピー性皮膚炎、じんましん、ニキビ、水虫、いぼなど皮膚疾患全般を診療

・あざのレーザー治療と皮膚腫瘍《しゅよう》の診断、やけどにおける地域第一人者

・正確な診断、分かりやすい説明、最新鋭の装置で最新・最良の治療を提供

福山市紅葉町 3-24　TEL 084-922-3335
H　P　http://kaiinhp.fmed.jp/iwasaki/
駐車場　24 台

診療時間	月	火	水	木	金	土	日
9:00 ～ 13:00	○	○	○	○	○	○	休診
15:00 ～ 18:00	○	○	休診	○	○	○	休診

＊祝日は休診

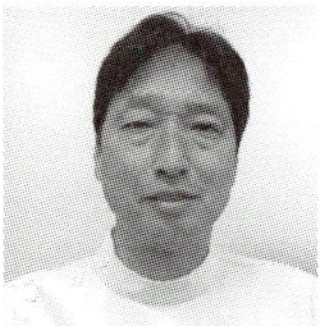

診療科目	診療・検査内容
皮膚科	皮膚科一般
形成外科	皮膚腫瘍《しゅよう》、あざ、やけどなど
アレルギー科	アトピー性皮膚炎、じんましんなど
特記ポイント	広島大学病院に14年勤務していた経験・実績を基に、皮膚科専門医としてあらゆる皮膚疾患を可能な限り正確に診断し、クリニックで対応できる患者はほぼ全ての場合に治療・対応する

クリニックの概要

●診療科目と領域

皮膚疾患全般を診療するが、同院で特に多いのがアトピー性皮膚炎やじんましんなどのアレルギー疾患、ニキビ、感染症である水虫やいぼの患者。いちご状血管腫《しゅ》（乳児血管腫）や単純性血管腫（毛細血管奇形）などの赤あざ、異所《いしょ》性蒙古斑《せいもうこはん》や太田母斑などの青あざのレーザー治療では、小児科や産婦人科から多くの患者の紹介を受ける。大学病院勤務医時代に皮膚がん診療のチーフを長年担当していたこともあり、「しこりやホクロががんかどうか心配」と受診する患者も多い。

●診療ポリシー

広島大学皮膚科学教室で長く診療や教育に携わってきた岩崎院長。大学病院のない備後地区においても、大学病院と同等レベルの質の高い診断と治療が受

クリニック・データ

沿革	1959年岩崎博（前院長）が岩崎皮膚泌尿器科医院開院。皮膚科・泌尿器科として長年、地域医療に貢献。2003年（開院44年目）現院長が岩崎皮ふ科・形成外科としてリニューアル
実績	外来患者数／100～150人／日、あざのレーザー治療／約650件、皮膚腫瘍摘出術／約200件（各年間）
連携病院	福山医療センター、福山市民病院、広島大学病院、岡山大学病院、川崎医科大学附属病院など

けられることを目標に、施設やスタッフの充実を実践。安全かつ快適な外来手術が可能な手術室、血管腫（赤あざ）や色素性のあざに対するレーザー装置、特殊性のあるさまざまな専用治療装置を導入し、あらゆる皮膚疾患に対応できるよう努めている。

院長がめざしているのは、最新・最良の治療。「今までの経験から、正確な診断と分かりやすく詳しい説明を心がけています。医学的根拠がある最先端治療を受けられる環境を可能な限り整え、患者さんの病状に合わせて選択できるようにしています」と治療方針を語る。具体的には、患者が自分の病気をきちんと理解できるよう、言葉での説明に加えて、教科書のコピーなど診断結果に関する資料を渡すようにしている。初診の人や高齢者から「紙でもらえるので分かりやすい」「自宅でじっくり読めるのがいい」と好評だという。

また、血管腫のレーザー治療とやけどに関して、大学病院時代から先駆的な治療を行い、全国的にも高く評価されている院長。依頼を受け、数多くの医学書や教科書に論文を執筆し、２０１３・２０１７年には自身も編集した教科書が出版された。シンポジウムや市民講座では、あざややけど、アトピー性皮膚炎をテーマにした講演を数多く行い、皮膚疾患についての情報を福山から発信している。

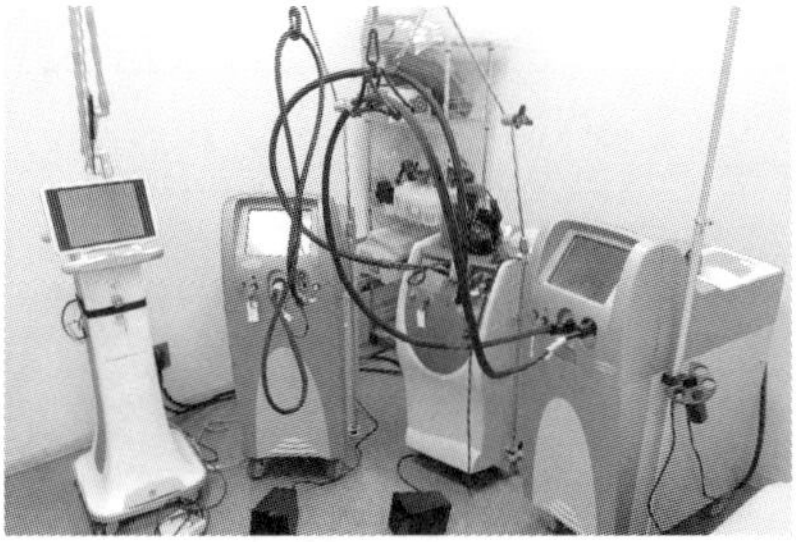
赤あざ治療用の色素レーザーなど、
最新鋭の装置を完備

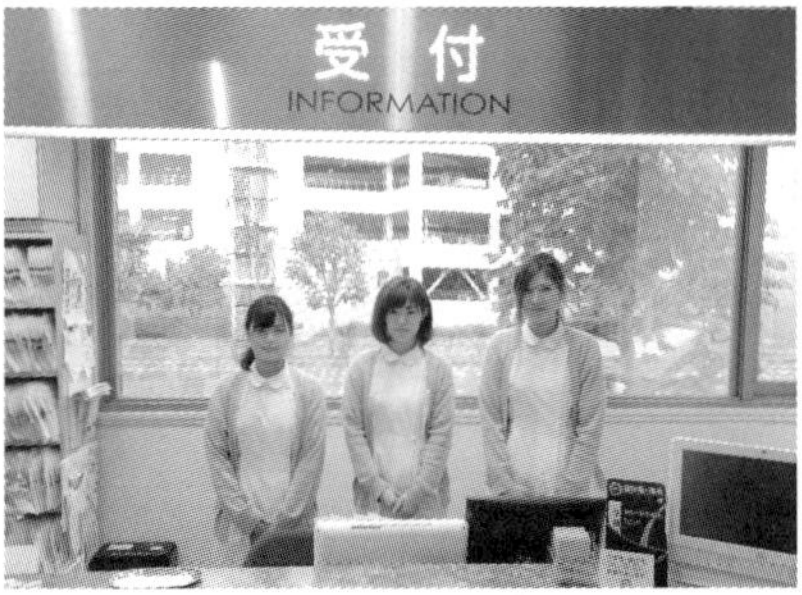

受付スタッフが笑顔で対応

岩崎 泰政
（いわさき・やすまさ）

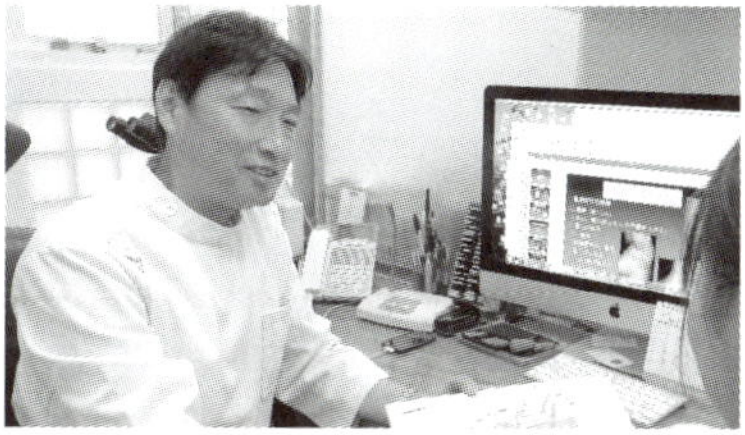

PROFILE

経　歴	1958年福山市生まれ。1984年昭和大学医学部卒業。広島大学医学部皮膚科、JA広島総合病院、中電病院皮膚科・形成外科科長などを経て、1991年から広島大学医学部皮膚科助手、講師。2003年より現職。得意分野は皮膚外科、レーザー治療、やけど、アレルギー性皮膚疾患。日本皮膚科学会代議員、広島県皮膚科医会会長、福山市医師会副会長
資　格・所属学会	日本皮膚科学会認定専門医。日本皮膚外科学会。日本アレルギー学会。日本形成外科学会など
趣　味	絵画鑑賞

●院長の横顔

父親が医院を開院。最初は建築家に憧れていたが、病気を抱える患者を助けるために日々診療する姿を見て、医師という職業に惹かれるようになった。「皮膚という目に見える臓器の疾患を、経験を積むことによって自分の目で診断でき、治療効果が患者さんにも分かる」と皮膚科学に興味を持つ。昔から手先が器用だったことも、繊細な手術を行う皮膚外科・形成外科を選択した理由の一つ。

●院長からのメッセージ

皮膚疾患は、視覚的に患者さんのハンディキャップとなり、精神的苦痛を伴うことが多く、痒《かゆ》みや痛みも大きな苦痛となります。正しく診断されても多くは慢性疾患であるため、治療効果が現れるまでに時間がかかることも。当院では早く完治してもらうために、絶えず診断を確認しながら治療を行います。

皮膚疾患には内因性のものもあれば、かぶれややけどなど外因性のもの、掻《か》くことによって起こる単なる湿疹、さらには皮膚がんに至るまで、さまざまな種類があります。病気を疑っている方は、正しい診断をつけるために皮膚科専門医の診察を受けてください。

循環器内科・内科

福山市王子町

地域で愛され半世紀、親子2代で丁寧な診療を提供

上田循環器科内科

上田 敏行 院長

特色

- 1967年の開院以来、地域住民から厚い信頼
- 父（消化器内科が専門）と息子（循環器内科専門医）による、親子2代での丁寧な診療に定評
- 一般内科としての継続的なレベルアップに注力

福山市王子町 2-14-11　TEL 084-923-6323
H　P　http://nttbj.itp.ne.jp/0849236323/index.html（NTTi タウンページ）
駐車場　11 台

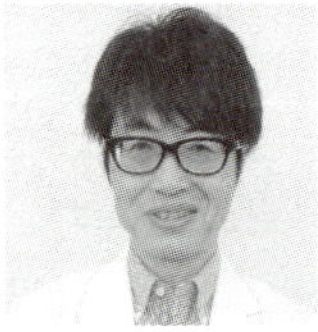

診療時間	月	火	水	木	金	土	日
9：00 ～ 12：30	○	○	○	○	○	○	休診
15：00 ～ 18：00	○	○	○	休診	○	休診	休診

＊祝日は休診

診療科目	診療・検査内容
循環器内科	高血圧、心疾患、不整脈、弁膜症、心筋症、心不全、動脈硬化症など
内科	循環器疾患と関係の深い脂質異常症・糖尿病などと、風邪症状・胃腸炎などのかかりつけ医としての一般内科診療
特記ポイント	心臓超音波検査・運動負荷心電図・血圧脈波検査・ホルター心電図など循環器系の検査を主体に、超音波検査は腹部も行う。高度な検査・治療・手術が必要な場合は、連携病院を紹介。基本は院内処方だが、近所の調剤薬局などでの院外処方にも対応

クリニックの概要

●診療科目と領域

上田健治名誉院長から上田敏行院長へ、親子2代で50年にわたり、福山市王子町で診療を続ける。院長は、高血圧・狭心症や心筋梗塞などの虚血性心疾患・心筋症・不整脈・弁膜症・心不全などの循環器内科を専門としつつ、風邪・胃腸炎や生活習慣病などの一般内科にも対応している。名誉院長は、胃や腸の疾患を中心とした消化器内科を専門とし、87歳の現在も開院当時から通院する患者を担当。地域の頼れるかかりつけ医として、患者も家族で2代・3代にわたって通う人が多いのが同院の特徴である。

●診療ポリシー

同院は、高度医療が可能な病院などと密接に連携しつつ、クリニックならではのきめ細やかな日常診療を循環器専門医として提供することをめざしているが、実

クリニック・データ

沿革	1967年父・健治（現名誉院長）が上田胃腸科内科開院。2006年上田胃腸科循環器科内科に改称。2013年「上田循環器科内科」に改称、現在に至る
連携病院	福山市民病院、福山循環器病院、福山医療センター、日本鋼管福山病院、中国中央病院、脳神経センター大田記念病院、セントラル病院、倉敷中央病院、岡山ハートクリニックなど

は最も多いのは一般内科で通院する患者。「何でも気軽に相談できるホームドクターでありたい。循環器以外のこともがんばります」と院長。軽い症状でも気軽に来院してもらえるように、医師もスタッフも気さくで温かい対応を心がけている。

さまざまな問診で病気の種類や原因を考え、検査に基づいて診断して治療方針を考えるのが同院の基本的なスタイル。オーソドックスだが、患者に寄り添った丁寧で分かりやすい診療は、地域の高齢者から高い支持を得ている。近年主流の電子カルテではなく、紙カルテを使うのも院長のこだわり。「紙に書く方が速くて印象にも残りやすいのと、ページをパラパラとめくる方が過去の記録を見直しやすいですから」。一方、画像検査や心電図などはパソコンのデータベースで管理するなど、デジタル・アナログの両方をバランスよく使い分ける。

将来的に、一般内科としてさらなるレベルアップをめざしている院長。「循環器（心臓）以外の得意な診療分野を増やしていきたいと考えています。しっかりと知識をつけ、自分で責任を持って医療を提供できるようになるまで、日々勉強です」と、口調は穏やかだが医療に対する思いは熱い。

２０１７年に開院50周年を迎え、数多くの患者を診療してきた建物も築50年。外観はそのままだが、院内は改装中で、新しい待合室も好評だ。同院は、これからもこの地で新たな歴史を刻んでいく。

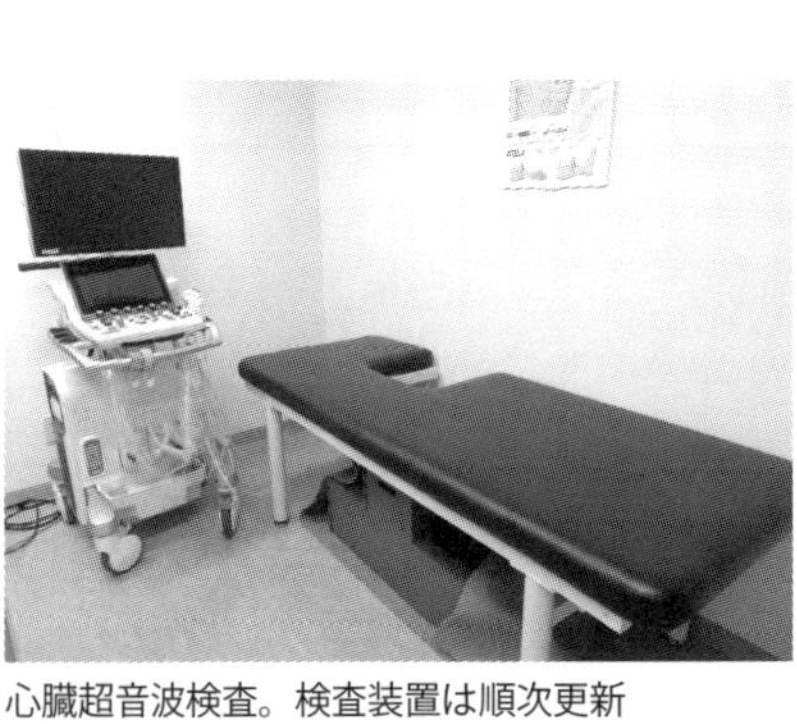

心臓超音波検査。検査装置は順次更新

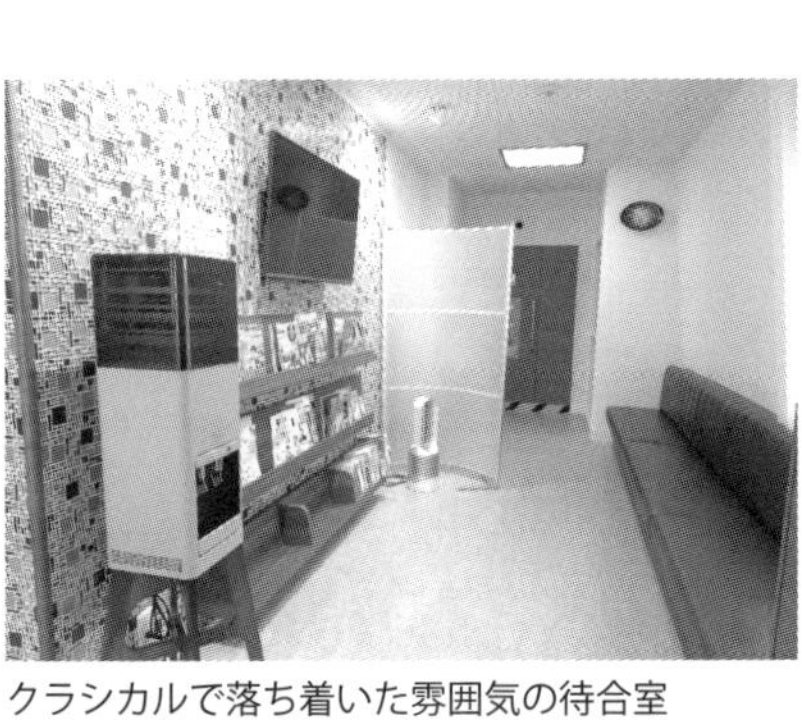

クラシカルで落ち着いた雰囲気の待合室

上田 敏行
（うえだ・としゆき）

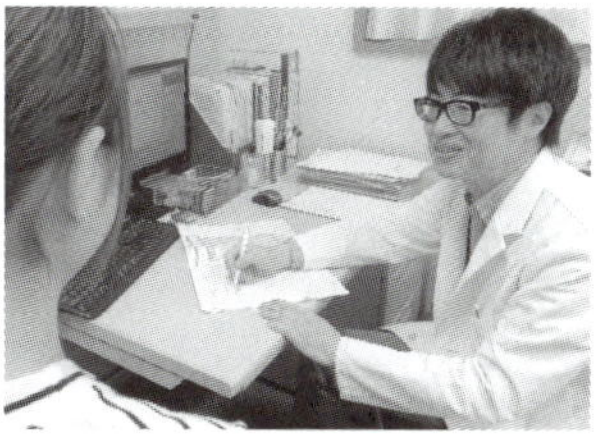

PROFILE

経　歴	1964年福山市生まれ。1991年鳥取大学医学部医学科卒業。岡山大学病院 旧第一内科入局。高松赤十字病院循環器内科、福山市民病院循環器内科などを経て、2006年上田胃腸科内科着任。2013年上田循環器科内科に改称、院長就任。産業医としても活動
資　格・所属学会	日本循環器学会循環器専門医。日本内科学会認定医。日本心臓リハビリテーション学会指導士。日本医師会認定産業医
趣　味	水中写真（院内に展示）、スキューバダイビング、音楽鑑賞

●院長の横顔

父親が開院していたため、家業を継ぐような自然な流れで医院を継承。父親の勧めもあって地元の大学の医局に入局し、研修先として三豊総合病院（香川県）に赴任。

同院は地域の中核病院だったため、さまざまな疾患や医療を経験。研修医の頃から責任を持って診療に取り組むことを学んだ。「研修医の頃、当直や診療で怖かったのは、一つの判断や治療で病状が良くなったり、逆に大変なことが起こったりすることで、特に循環器の知識が乏しかったため、循環器内科を選ぶことにしました」。心電図など、実際に見えない臓器で起こっている現象を推測して考える世界に惹かれたのも理由の一つである。

●院長からのメッセージ

「循環器専門病院で弁膜症の手術やカテーテル治療を受けたが、高度な治療はいったん終了したので、普段の診療は専門病院と連携している診療所で受けたい」

「専門病院を受診した方が良いかどうかの判断をして欲しい」

「かかりつけ医として、循環器以外のことも気楽に相談してみたい」

「症状はないが、生活習慣病を抱えていて今後が不安……」

といった患者さんのお力になれるかもしれません。一度ご来院ください。

外科・整形外科・内科 他

福山市駅家町

受診科で迷ったとき頼りになる地域のかかりつけ医

えきや外科クリニック

安藤 正則 院長

特色

・外科系分野だけでなく、内科や一般初期治療など幅広い分野に対応
・重症難治例に対し、専門医へスムーズに連携
・各種検診・検査、予防接種なども幅広く対応
・近赤外線治療器を使った物理療法や巻き爪治療など、他施設ではあまり行わない専門治療を実施

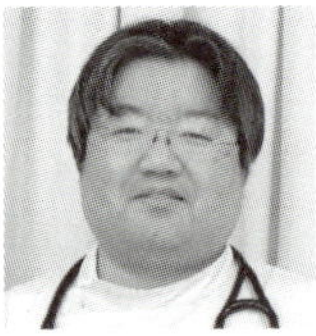

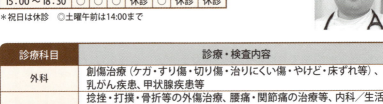

福山市駅家町近田 234-2　TEL 084-976-2222
H　P　http://www.ekiyageka.or.jp/
駐車場　約 30 台

診療時間	月	火	水	木	金	土	日
9:00 ～ 12:30	○	○	○	○	○	◎	休診
15:00 ～ 18:30	○	○	○	休診	○	休診	休診

＊祝日は休診　◎土曜午前は14:00まで

診療科目	診療・検査内容
外科	創傷治療（ケガ・すり傷・切り傷・治りにくい傷・やけど・床ずれ等）、乳がん疾患、甲状腺疾患等
整形外科	捻挫・打撲・骨折等の外傷治療、腰痛・関節痛の治療等、内科／生活習慣病（高血圧・脂質異常症・糖尿病）、消化器・呼吸器・循環器・アレルギー疾患等、皮膚・泌尿器・耳鼻・口腔内疾患等の初期治療
消化器内科	上部消化管内視鏡検査（胃カメラ）、上部消化管バリウム検査、大腸バリウム検査、超音波検査
肛門外科	内痔核、外痔核、痔瘻、肛門周囲膿瘍、肛門周囲そう痒症、肛門がん、直腸がん
リハビリテーション科	物理療法、運動療法

クリニックの概要

●診療科目と領域

同院は外科クリニックという名称だが、標榜診療科以外のさまざまな症状にも対応。幅広い科に対応して治療を行い、より専門的な治療や大きな手術が必要な場合は、連携している地域機関病院に紹介している。

各種検診・検査や予防接種も実施しており、胃カメラ・骨密度検査・脈波検査・原爆検診・肝炎検診・がん検診などが可能。

さらに特筆すべき点は、近赤外線治療器を使った物理療法・オステオパシー*的治療・巻き爪治療などの他院ではあまり行われていない治療や、キネステティクス®*、フットケア、セミナーなどを実施していること。体調が悪いときだけではなく、困ったことがあればすぐに駆け込めるクリニックとして、多くの地域住民が信頼を寄せる。

＊オステオパシー的治療／局所にとらわれず、人の身体が全て繋がってできていることを考慮した治療法　＊キネステティクス®／リハビリや要介助現場で使われる「人の動きに関する学問」のこと

クリニック・データ

沿革	2006年開院
実績	内視鏡検査、超音波検査、骨折治療、巻き爪治療など多数
連携病院	福山市民病院、中国中央病院、寺岡記念病院、小畠病院など

●診療ポリシー

地域密着のかかりつけ医として、住民の健康と生活をサポートし続けている同院。外科・整形外科だけでなく、内科・消化器内科・肛門外科・リハビリテーション科などの専門治療にも対応しており、さまざまな疾患を幅広く診療。

外科は「内臓疾患などを全身麻酔で手術する」というイメージを持つ人も多いかも知れないが、同院が行っているのは新鮮な創傷から褥瘡《じょくそう》の治療や、皮膚・皮下腫瘤《しゅりゅう》などの局所麻酔での小手術。また、整形外科では骨格・関節・筋肉・神経など、運動器系統の機能障害の予防・治療を行っている。さらに、皮膚・泌尿器・耳鼻・口腔内疾患などの初期治療も行っているため、患者にとっては大変心強い。

「自分ができることは精一杯やり、できないことは専門家にお任せしています。早めに専門医に診てもらったほうが良いと診断した場合は、連携している専門医に紹介するなど、迅速な対応を心がけています」。良いかかりつけ医とは、病気やケガの原因を的確に判断することが大切だと考え、特に初診の段階では小さな異変も見逃さないよう、注意をしながら診療を行っている。

また、地域の病院だけでなく接骨院などとも連携し、地域の患者の生活に合ったより良い治療を提供できるよう、日々尽力している。

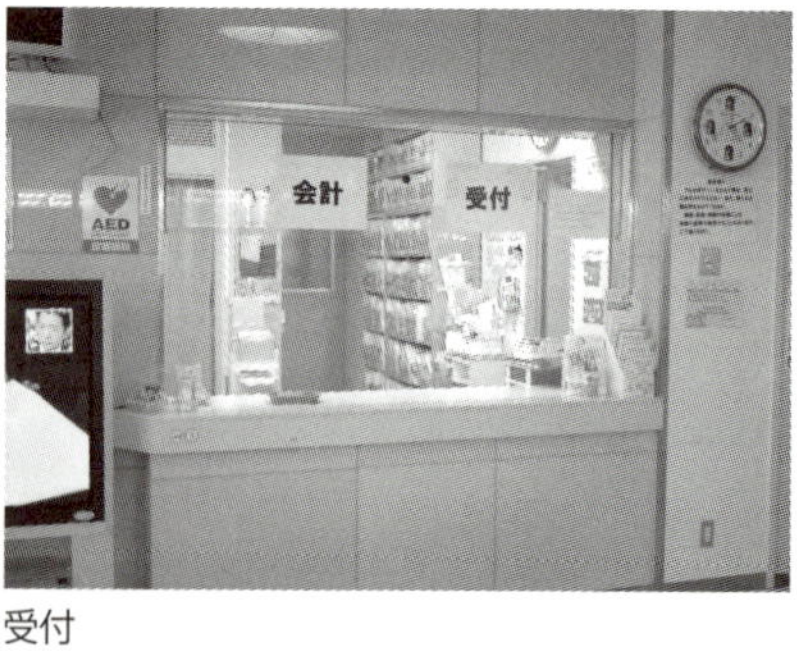

受付

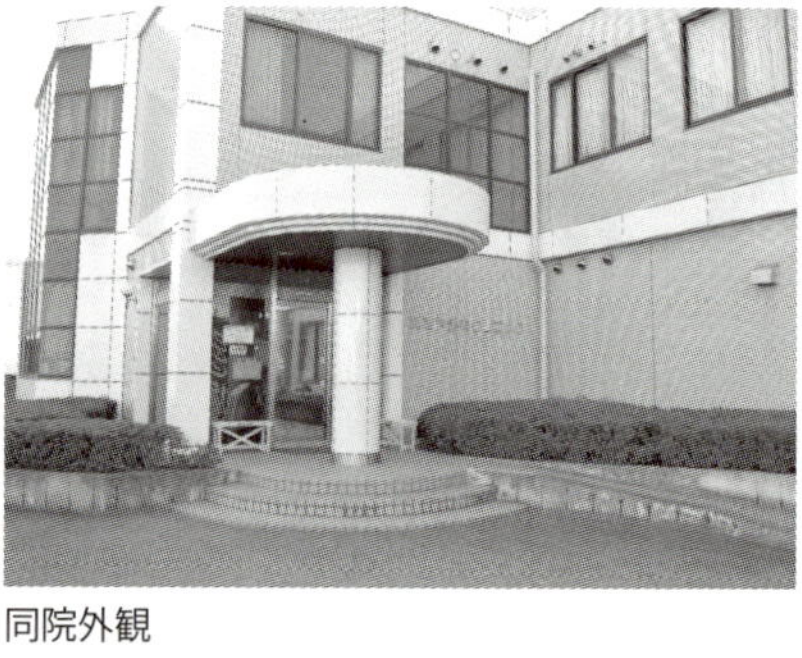
同院外観

安藤 正則
（あんどう・まさのり）

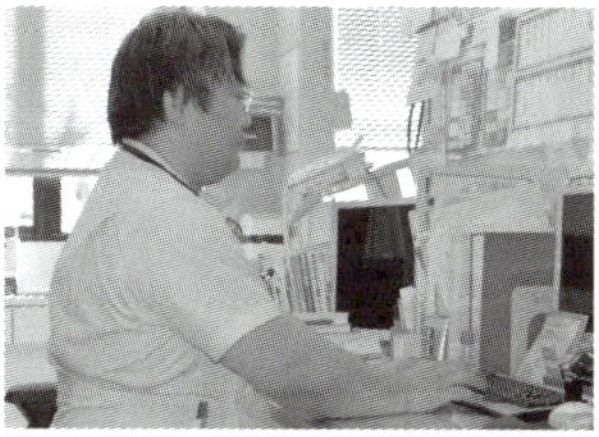

PROFILE

経　歴	1994年岡山大学医学部卒業。岡山労災病院、坂出市立病院、岡山大学病院、因島総合病院を経て、2006年医療法人えきや外科クリニック開院
資格・所属学会	日本外科学会。日本胸部外科学会。日本消化器外科学会。日本整形外科学会。日本臨床外科学会。日本腹部救急医学会。日本褥瘡学会。足爪補正士。キネステティクス®アドバンストレーナー。CSソックス中級アドバイザー
趣　味	映画鑑賞
モットー	いつも笑顔で

●院長の横顔

「人の役に立ちたい」との思いから医師を志す。医師になってからは、さまざまな診療科を経験し、多くの患者と出会うことで「多角的な視点から人を診る」ということを学んだ。病気やケガに対して現在の西洋医学だけではなく、キネステティクス（健康の維持・増進のために“人の動き”を考えるもの）や、人の自然治癒力を生かすためにオステオパシー（P55 注釈あり）を学び、患者の健康の維持・増進に関わっていけるよう日々努力している。

また、薬剤・手術・理学療法・物理療法・徒手療法・サプリメントなど、さまざまなアプローチで患者の健康に役立てるよう考えており、「患者さんに少しでも笑顔になってもらいたいと思っています」と話す。

●院長からのメッセージ

クリニックの名称は外科ですが、かかりつけ医としての役割は「困っている患者さんの窓口」だと考えて、内科系や皮膚治療など他領域まで幅広く診療させていただいています。来院時よりも、少しでも楽になって帰っていただけるよう努力しております。少しでも気になることがあれば、まずは気軽に相談しに来てください。

内科・消化器内科

福山市野上町

外来患者がすぐに入院・治療ができる有床診療所

神《かん》辺《べ》内科

西岡 智司 院長

特色

・全国的にも数少ない内科の有床診療所
・在宅療養支援診療所として訪問診療や在宅看取りも実施
・消化器内科、内視鏡、肝胆膵疾患全般を得意とし胃がんや肝炎の早期発見に注力

福山市野上町 2-10-29　TEL 084-925-2567
H　P　http://kanbe.or.jp
駐車場　17 台

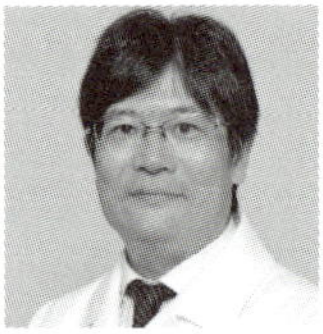

診療時間	月	火	水	木	金	土	日
9：00 ～ 12：30	○	○	○	○	○	○	休診
15：00 ～ 18：00	○	○	○	◎	○	△	休診

＊祝日は休診　◎木曜午後16：00 ～ 18：00まで
△土曜午後（第2・4週のみ）は15：00 ～ 17：00まで

診療科目	診療・検査内容
内科	生活習慣病を含む全ての内科疾患に対応
消化器内科	内視鏡検査、超音波検査
特記ポイント	有床診療所（一般11床、介護療養病床6床）。在宅療養支援診療所（訪問診療、在宅での看取り）。健康診断やがん検診にも対応（特に上部消化管内視鏡検査を精力的に行い、胃がんの早期発見に尽力）。肝臓専門医として慢性肝炎や脂肪肝の加療・フォローアップも行う

クリニックの概要

●診療科目と領域

同院は一般内科医として幅広い疾患に対応しているが、中でも消化器内科が専門。西岡院長は肝臓専門医として多くの実績を持ち、B型肝炎、C型肝炎の早期発見や治療に力を入れている。胃がんの早期発見にも尽力しており、上部消化管内視鏡検査では患者のほとんどが最新鋭の経鼻内視鏡で行っている。経口のものに比べて嘔吐《おうと》反射が少なく、大変楽にできることが大きな魅力だ。

また、老年病専門医として高齢者の健康管理にも積極的に取り組んでおり、訪問診療や在宅看取りも行っている。

全国的に少ない内科系の有床診療所としても機能しており、調子が悪くなれば、すぐに入院加療が可能。顔見知りのスタッフが対応するため、患者には「安心して治療が受けられる」と喜ばれているという。

クリニック・データ

沿革	1972年神辺眞治（現理事長）が開院。以来、約45年にわたり現在地の野上町にて診療。地域に密着した医院として親しまれている。デイサービス施設「ふれあい野上」を併設
実績	上部消化管内視鏡検査／約700件（年間） 下部消化管内視鏡検査／約100件（年間）
連携病院	福山医療センター、福山市民病院、脳神経センター大田記念病院、福山循環器病院

●診療ポリシー

院長が日々の診療で心がけていることは、人と人と向き合ってコミュニケーションをしっかり取り、それに応えていくこと。訪問診療では訪問看護ステーションなどとも連携しながら往診に取り組んでいる。開業医になり、家族や経済状況など、患者一人ひとりの生活の背景を含めて診ていくことの重要性を実感しているという。

同院は高齢の患者に配慮した診察も行っている。特に、薬の飲み合わせなどには注意が必要だそう。高齢者は疾患が多岐にわたっていることや各臓器の代謝機能も衰えていることがあるため、思わぬ副作用が出る恐れがある。どのような科を受診しているのか、どのような薬を服用しているか、細かく聞いていくことが大切だという。

院長のモットーは「至誠《しせい》に悖《もと》る勿《な》かりしか」。これは、旧海軍兵学校の5省（5つの訓戒）の一つで「真心・誠実さを毎日きちんとやっているか」という意味だ。医療に対しても同様。患者の要望にきちんと応えられているか、誠実に向き合っているかを、常に考えているという。「私たちは全ての知識を持ち合わせているわけではないですから、まずは、お話しを傾聴すること。その中から、解決の糸口を見つけてあげることです。いわゆるゲートキーパー的な役割をしていかないといけないですね」

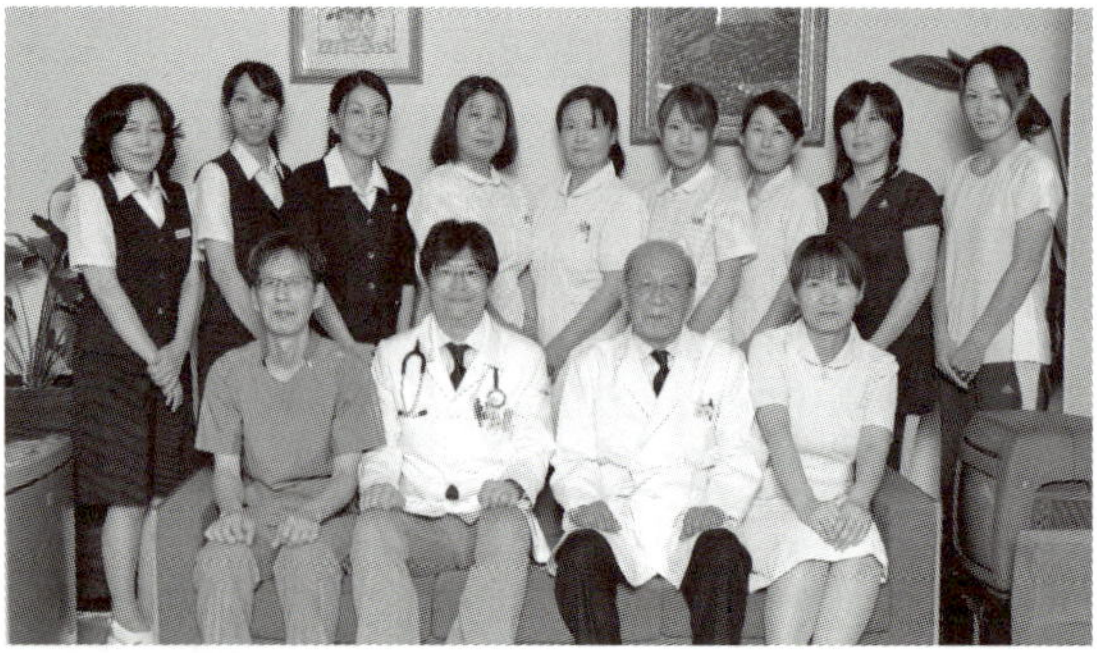

スタッフの皆さん

西岡 智司

（にしおか・ともじ）

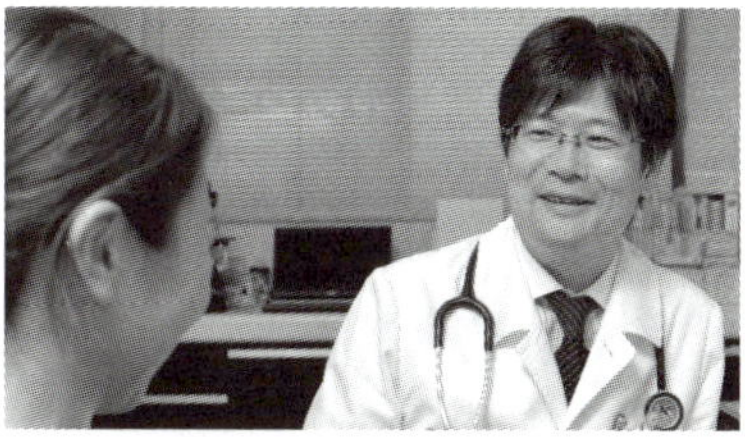

PROFILE

経　歴	1967年呉市出身。高校卒業まで呉で過ごす。1991年広島大学医学部卒業。神戸市立中央市民病院、中国労災病院を経て広島大学第1内科（現広島大学大学院消化器・代謝内科学）に入局。1998年より2年間オランダ王国立フローニンゲン大学に留学。2005年4月より神辺内科副院長。2007年1月より現職。得意分野は消化器内科、内視鏡、肝胆膵疾患全般
資　格・所属学会	日本内科学会総合内科専門医。日本老年医学会 老年病専門医・指導医。日本消化器病学会 消化器病専門医。日本消化器内視鏡学会 消化器内視鏡専門医。日本肝臓学会 肝臓専門医。福山市医師会理事
趣　味	休日に子どもたちとキャッチボールなどをして遊ぶこと
モットー	「至誠に悖る勿かりしか」

●院長の横顔

医師を志したのは「人と深く関われて、笑顔にたくさん出会える仕事だから」。トータルで患者を診ることができるのと、診断学が非常に奥深いところに関心を持ち、内科を選択。2000 年にアメリカ消化器病学会 優秀演題賞、オランダ消化器病学会 優秀賞、2004 年に第 22 回広仁会賞（広島大学医学部同門会）を受賞。オランダ留学中に FC フローニンゲンのゴールキーパーコーチと知り合い、広島で開催されたピースカップで来日した際には会いに行き旧交を温めたというエピソードも。

●院長からのメッセージ

今はインターネットでいろいろな情報が得られる時代。中には不安を煽るような情報も多いため、少しでも疑問に思うことがありましたら当院で遠慮なくご相談ください。病気に対する説明や今後の見通しをしっかりとお話しさせていただくと、気持ちが楽になって笑顔で帰られる患者さんもおられます。高齢の患者さんも多いので、ご家族に対しても説明をしっかり行うように心がけています。

産婦人科

福山市春日町

ご夫婦の幸せのため最先端不妊診療に尽力

幸《こう》の鳥《とり》レディスクリニック

窈《ささ》山《やま》 高宏 院長

特色

・さまざまな最先端不妊治療に尽力
・自治体が費用の一部を負担する、特定不妊治療助成制度の指定医療機関
・完全予約制で患者に安心感を提供

福山市春日町 1-7-14　TEL 084-940-1717
H　P 福山　こうのとり 検索
駐車場　70 台

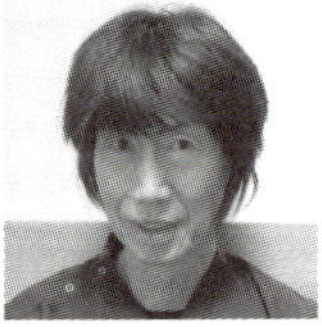

診療時間	月	火	水	木	金	土	日
9：00 ～ 12：00	○	○	○	休診	○	○	休診
14：30 ～ 18：00	○	○	○	休診	○	※○	休診

＊祝日は休診　※土曜16:00~18:00 ／男性不妊専門医による男性不妊外来
＊完全予約制

診療科目	診療・検査内容
産婦人科	不妊治療（タイミング・人工授精・体外受精・顕微授精・TESE手術など）、一般婦人科診療
特記ポイント	不妊治療患者が多く、最先端不妊治療（体外受精・顕微授精・凍結融解胚移植）が可能。男性不妊の専門外来がある。更年期・がん検診などの一般婦人科外来の患者も多数。完全予約制（電話予約要）

クリニックの概要

●診療科目と領域

同院は、少女期から老年期までの女性の体の変化に応じて、さまざまな婦人科領域の疾患に対応している。不妊治療に訪れる患者が多く、ご夫婦の夢をかなえるべく、最先端の不妊治療に取り組んでいる。男性不妊の専門外来もあり、無精子症の人には、専門医によるＴＥＳＥ手術（精巣内精子採取術）を行っている。

●診療ポリシー

晩婚化が進むとともに不妊治療も増加傾向にあるが、「最近では前向き、積極的に早めに治療に訪れる人が増えています」と、窖山院長は話す。

院長が日々の診療で心がけているのは「不妊症で来院した患者さんからしっかり話を聞いて、ご夫婦の状態をきちんと理解し、ご夫婦の気持ちや価値観を大切にして、必要な検査を行って治療に入ること」。治療は夫と妻の同じ夢を

クリニック・データ

沿革	1997年開院
実績	体外受精・顕微授精／約300例（年間）
連携病院	福山市民病院、白川産婦人科、松岡病院、小池病院、井口産婦人科小児科医院、中国中央病院、福山医療センター、JA尾道総合病院、興生総合病院

かなえるためにあり、それを通じてご夫婦の絆がさらに太く、強くなるとの考えから「患者さんの正直な気持ちや疑問を何でも話してほしいです。誠意を持ってお答えします」と話す。

「検査・治療は患者と同じ願いの協同作業である」という方針に基づき「おおらかに、前向きに取り組みましょう。スタッフ一同、診療や治療が心地良いものになるように応援します。願いをかなえ、みんなでさらに幸せになりましょう」と呼びかける。

女性の一生は、少女期・思春期・成熟期・更年期・閉経期・老年期と、人生とともに女性ホルモンが変化し続け、それに伴ってさまざまな女性特有の悩ましい症状や疾患（膣炎・無月経・月経不順・月経痛・貧血・月経前緊張症・不妊症・子宮筋腫《きんしゅ》・子宮内膜症《ないまくしょう》・卵巣腫瘍《しゅよう》・子宮頸《けい》がん・更年期障害・子宮体がん・尿失禁など）が出るという。些細な症状でも医師に訴え、治療して快適に過ごすことが幸せな女性の一生につながるため、かかりつけの婦人科医を持つことが大切だという。

院長のモットーは「幸せの窓は広い、それぞれに幸せ」。これは「全ての患者さん一人ひとりが大切な存在であり、みんなが幸せになってほしい。女性の長い人生の幸せにずっと付き合っていきたい」との思いが込められている。

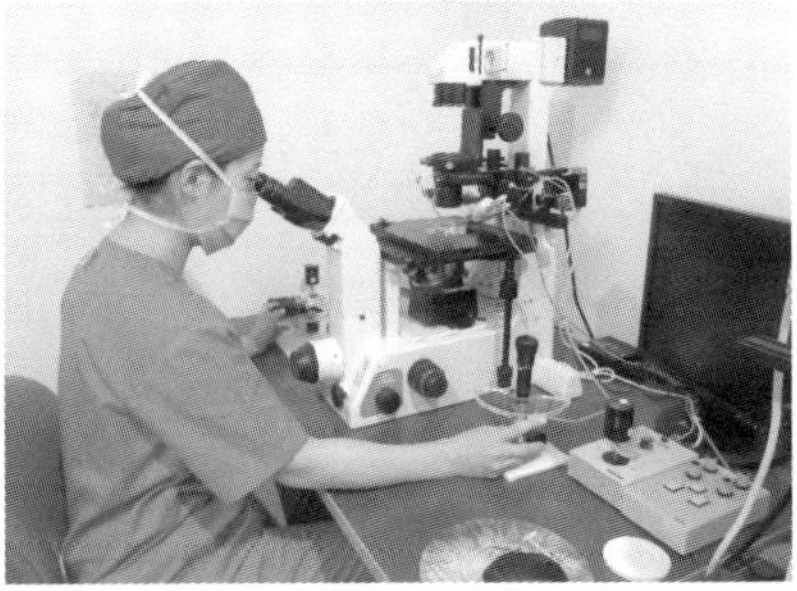
顕微授精の様子

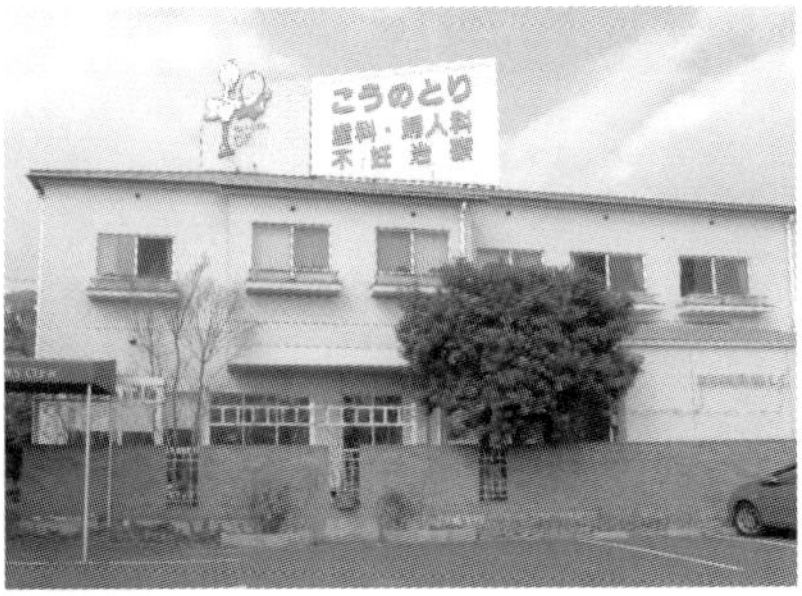

同院外観

笹山 高宏

（ささやま・たかひろ）

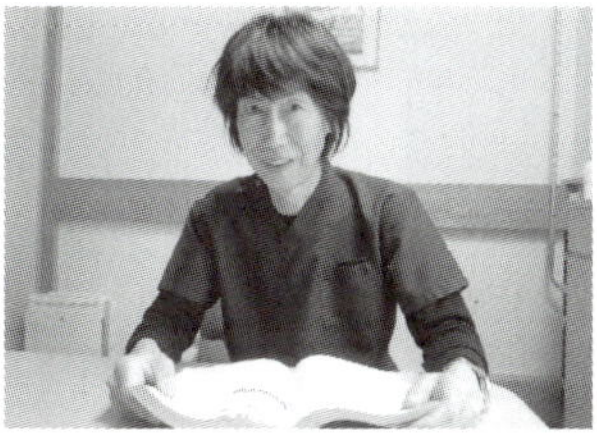

PROFILE

経　歴	1957年広島県府中市生まれ。1985年産業医科大学卒業。産業医科大学助手。九州労災病院産婦人科医長、セントマザー産婦人科医院などを経て、1997年同院開院
資　格・所属学会	日本産科婦人科学会専門医。日本受精着床学会会員。日本生殖医学会会員
趣　味	花の写真撮影。短歌。スポーツ観戦（カープ、サンフレッチェ）
モットー	幸せの窓は広い、それぞれに幸せ

●院長の横顔

院長は幼児期から医師を志したという。勤務医時代に九州での開院も考えたが、当時、故郷である福山地区に体外受精ができる施設がなかったため、現在地に開院。「治療によって子どもが生まれる姿を見たり、元気になっていく患者さんを見ることが幸せです。ここで開院して良かったと思っています」

地元広島のサッカー（サンフレッチェ）と野球（カープ）観戦もできると喜ぶ。四季折々の花を愛し、クリニック内にも花のある空間が患者を癒している。

●院長からのメッセージ

医師の幸せは、患者さんが安心して帰られる姿を見ることにあります。治療中も治療後も幸せであってほしいと願って、スタッフ一同、治療にあたっています。

皆さんのかかりつけ医として、心のくつろぎの場であり、帰りたい場所でありたいと願っています。何でも話せるかかりつけ医を持つことは、一生の幸せにつながります。お気軽に来院ください。

肛門科・胃腸科・外科

福山市南蔵王町

基本を大切にした肛門・胃腸疾患の治療に定評

児玉クリニック

児玉 雅治 院長

特色

・肛門や胃腸疾患の治療に精通
・「聞いて・見て・触って」
——基本を大切にした診察に定評
・看護スタッフ全員が内視鏡検査・手術に従事可能

福山市南蔵王町 6-2-8　TEL 084-943-5633
H　P　http://www.kodama-cl.com/
駐車場　20 台

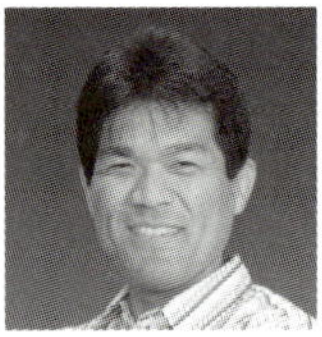

診療時間	月	火	水	木	金	土	日
9：00 ～ 12：00	○	○	○	○	○	○	休診
15：30 ～ 18：00	○	○	休診	○	○	○	休診

＊祝日は休診　＊14:00 ～ 15:30は検査・手術

診療科目	診療・検査内容
肛門科	いぼ痔、切れ痔、痔瘻《じろう》など肛門疾患一般
外科	小外科、鼠経《そけい》ヘルニア
胃腸科	食道・胃・十二指腸・大腸の潰瘍《かいよう》やポリープ、がんなどの胃腸疾患
特記ポイント	痔の手術、内視鏡検査・手術などを随時実施可能。他施設との連携も大事にしている

クリニックの概要

●診療科目と領域

消化管外科を専門とする有床診療所。得意分野は、いぼ痔・切れ痔・痔瘻《じろう》などのお尻《しり》の病気（肛門疾患）と、食道・胃・十二指腸・大腸の潰瘍《かいよう》やポリープ、がんなどのお腹《なか》の病気（胃腸疾患）。肛門の手術や内視鏡手術では、疾患の程度や患者の家庭環境などを考慮し、必要に応じて日帰り・入院手術が可能。

●診療ポリシー

「大事なのは、他院にないことをするより誰にでもできることをきちんとすること。地域において、『消防団』のような存在でありたい」。以前、消防団に所属していた児玉院長は、火災の際には一番に駆けつけて初期消火にあたり、地域の行事や災害時にも活躍する消防団の姿を、開業医の理想の形と考えている。

院長が特に力を入れているのが肛門疾患である。お尻の病気で困っている人

クリニック・データ

沿革	1978年児玉雅（前院長）が児玉外科胃腸科開院。1999年現院長が後を継ぎ、診療内容を肛門科・胃腸科に変更、児玉胃腸科肛門科に改称。2008年増改築を機に「児玉クリニック」に改称
実績	手術／196件、上部消化管内視鏡検査／1065件、下部内視鏡検査／1020件（各2017年）
連携病院	福山市民病院、福山医療センター、中国中央病院、日本鋼管福山病院、チクバ外科・胃腸科・肛門科病院、福山第一病院など

の多くが、恥ずかしいからと一人で悩みを抱えているのではないだろうか。院長は「一人でも多くの方が悩みから開放されるように」との思いで治療にあたる。「肛門疾患で受診するのは、とても恥ずかしいと思います。私だって『お尻を見せろ』と言われたら躊躇《ちゅうちょ》します。でも、まずは『見て、触って』ということが大事なのです」

話だけ聞いて正しい診断をつけることは不可能で、重大な疾患を見逃すことにもつながる。そこで同院では、「聞いて、見て、触って」という基本を大切にして診察を行う。少しでも恥ずかしさが和らぐようにシーツをかけ、極力痛みのない検査を心がけている。診断が付けば、疾患の程度によって「生活習慣の改善」「薬物療法（座薬、軟膏《なんこう》、内服薬）」「手術」の3つの治療法を提案。これらを組み合わせて治療を行うが、手術が必要になるのは全体の約15％前後で、多くの人が生活習慣の改善と薬物療法で改善する。

胃腸疾患においては、がんの早期発見をめざし、胃・大腸内視鏡検査に注力。胃カメラは、経口内視鏡と経鼻内視鏡の両方を備え、患者の状況や要望に合わせて選択することが可能。他院からの紹介も多く、検査数は年々増加している。

小規模ながらスタッフ全員が内視鏡検査や手術に従事できるのも同院の強み。夜間の急病や緊急手術にも迅速に対応可能で、患者に安心感を提供している。

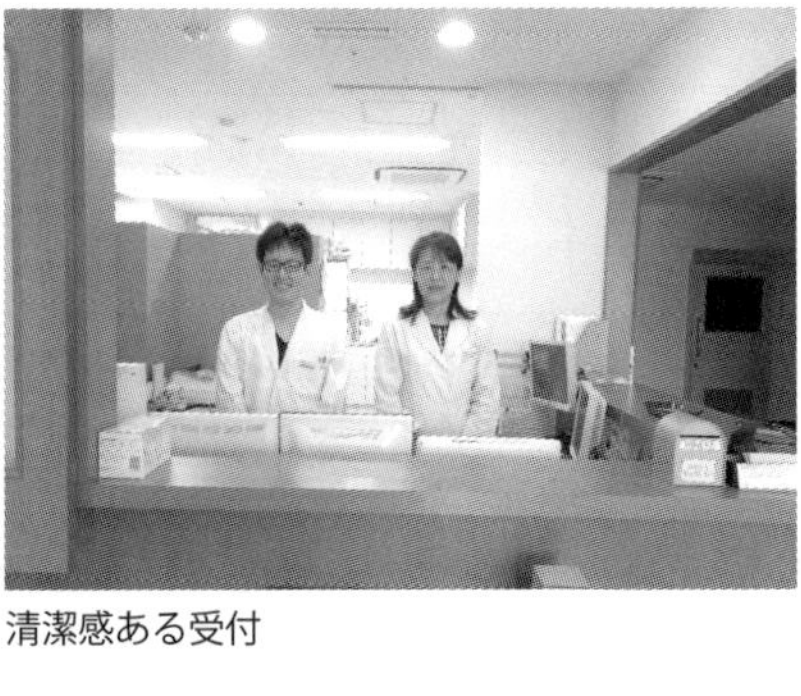
清潔感ある受付

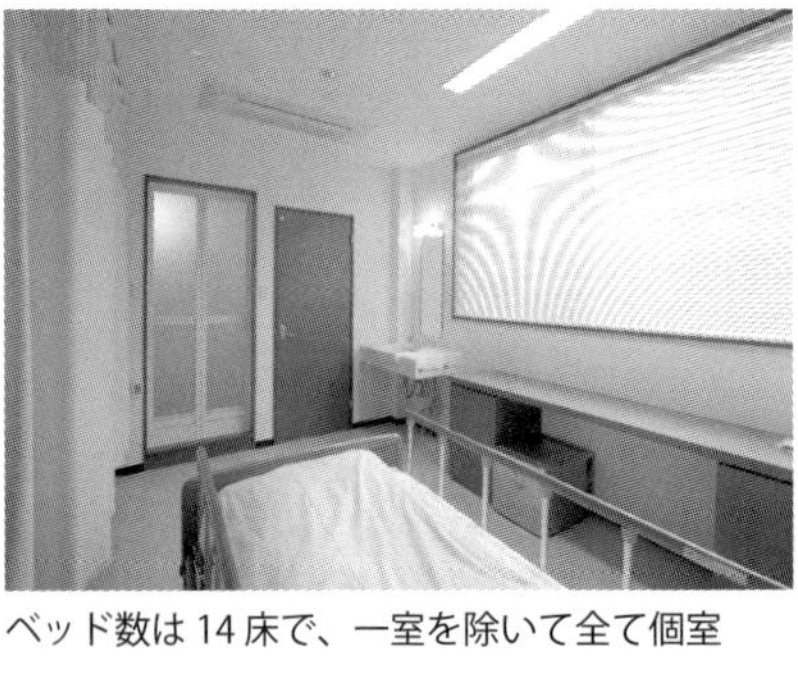
ベッド数は14床で、一室を除いて全て個室

児玉 雅治
（こだま・まさはる）

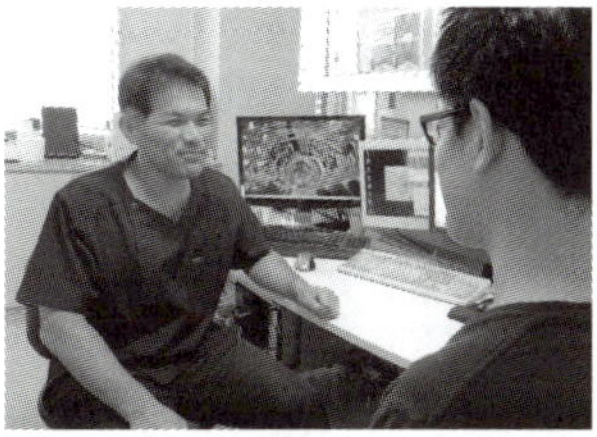

PROFILE

経　歴	1969年福山市出身。1982年緑ヶ丘小学校卒業。1988年広島大学附属福山高等学校卒業。1994年岡山大学医学部卒業。岡山大学第一外科学教室入局。岡山済生会総合病院、寺田病院などを経て、1999年より児玉クリニック理事長。福山市医師会副会長。専門領域は肛門疾患
資格・所属学会	日本外科学会専門医。日本大腸肛門病学会専門医
趣　味	柔道、ソフトボール
モットー	信じて進むところに、必ず道は開ける

●院長の横顔

医師を志したきっかけは、父親が医師だったことが大きいという。「目の前にいる人を助けられる可能性が一番高い」と思い、外科を選んだ。

「柔道部の多くの先輩方が第一外科におられ、医師といえば外科医という思いもありました」。大学時代に柔道に明け暮れていた院長は、「現在も時々、柔道の稽古をつけてもらっています。柔道のお好きな方は、お声をかけてくださいね」と微笑む。

小学生の頃から育った福山に愛着を持っており、少しでも地元の人に恩返しできるよう、地域に密着した病院をめざしている。

●院長からのメッセージ

お尻《しり》の悩みについては、恥ずかしくて医療機関を受診されていない方が多いと思います。重大な疾患が潜んでいることもあるので、気になる部分がある方は、一度医療機関で診てもらってください。

当院はベッド数14床の小さな施設ですが、スタッフ一同が力を合わせ、フットワーク良く診療にあたっています。お腹《なか》やお尻のことでお悩みの方はご相談ください。

耳鼻咽喉科・頭頸部外科・気管食道科

福山市御船町

耳・鼻・喉の症状全般への最新治療に定評

佐藤耳鼻咽喉科医院

佐藤 孝至 院長

特色

・ＩＴ化した最新医療機器で疾患を可視化。説明用ツールも使った、患者納得の上での治療に定評
・アレルギー性鼻炎には薬・吸入治療に注力
・高水準の検査・手術治療も他院との連携で迅速に対応（必要な場合）

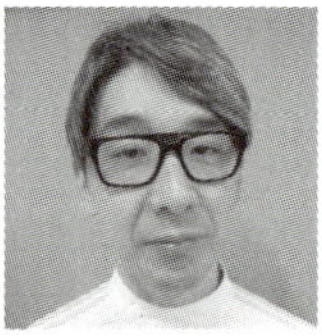

福山市御船町 1-11-11　TEL 084-921-1678
H　P　http://nttbj.itp.ne.jp/0849211678/
駐車場　14 台

診療時間	月	火	水	木	金	土	日
9:00 ～13:00	○	○	○	○	○	○	休診
15:00 ～18:00	休診	○	○	休診	○	○	休診

＊祝日は休診

診療科目	診療・検査内容
耳鼻咽喉科	中耳炎・副鼻腔炎などの上気道感染症、アレルギー性鼻炎・花粉症などのアレルギー性の疾患、難聴、めまい、顔面神経麻痺の各診断・治療。嚥下内視鏡検査
頭頸部外科	甲状腺腫瘍、頸部腫瘤の触診と超音波エコー。咽頭、喉頭、舌など頭頸部がんに対する内視鏡検査
気管食道科	咽頭異物、逆流性食道炎、長引く咳などに対する各診断・治療
特記ポイント	ハイビジョン電子内視鏡、NBI内視鏡、エラストグラフィー機能付き超音波エコー（甲状腺腫瘍の診断に有用）などの高機能機器を常備して診療。重心動揺計やCCDカメラ内臓の赤外線式フレンツェル眼鏡を用いためまい診療を実施

クリニックの概要

●診療科目と領域

同院の耳鼻咽喉科は、視覚以外の感覚（四感）すなわち聴覚（難聴、耳鳴り）、平衡覚《へいこうかく》（めまい）、味覚、嗅覚《きゅうかく》の診療範囲を得意としており、風邪に伴う上気道感染症の治療も行っている。

レントゲン・耳鼻咽喉科用顕微鏡《けんびきょう》・内視鏡などを用いて疾患の可視化を心がけ、納得してもらえる診察・治療を提供。花粉症、アレルギー性鼻炎、副鼻腔《ふくびくう》炎《えん》、中耳炎《ちゅうじえん》に対しての最新治療にも注力している。また、いびき・睡眠時無呼吸症候群などの検査・診断や、舌・咽頭《いんとう》・喉頭《こうとう》・甲状腺の各がんの検診にも尽力。

●診療ポリシー

佐藤院長が日々の診療で心がけていることは「安心・安全・清潔な耳鼻咽喉科診療」だという。耳鼻咽喉科領域疾患は外からは見えにくい疾患がほとんど

クリニック・データ

沿革	1971年5月に父朋也（元JA尾道総合病院副病院長・故人）が開院。2015年9月増改築、リニューアルオープン。院長が頭頸部外科・気管食道科（院長が専門医）開設。
実績	鼓膜切開術、鼓膜チュービング、鼻粘膜焼灼術、咽頭異物摘出術などの小手術症例多数あり
連携病院	福山医療センター、福山市民病院、広島大学病院、広島赤十字・原爆病院、JA尾道総合病院

のため、同院ではレントゲン・耳鼻咽喉科用顕微鏡・内視鏡などのＩＴ化した各種最新医療機器を導入して、疾患の可視化に努め、患者に分かりやすく説明し、納得の上で治療にあたっている。

また慢性疾患では、投薬治療は有益な治療方法だが、中には薬を飲んだり飲まなかったりする患者も見受けられる。院長は「耳鼻咽喉科領域の感染症は、そのほとんどが粘膜《ねんまく》の病気であり、粘膜が腫《は》れたり赤くなったりします。これらの病的粘膜を元の状態に戻すには少し時間がかかりますので、内服薬の用法・用量を必ず守り、患者さん自身の自覚による服薬コンプライアンスを上げることが早期治癒の第一歩です。医師は患者さんの症例や生活習慣にあった薬をお出ししています。必ず決められた分量を摂取して、納得がいかない場合には医師によくご相談ください」

また「耳鼻咽喉科は臨床系医学においては、感覚器科としての側面と外科系としての側面があり、局所処置*を大切にしている診療科でもあります。来院されたときよりも受診が終わって帰られるときに、少しでも症状が軽くなっているように努力しています」と診療に対する姿勢を語る。「地域のかかりつけ医として、患者の健康に役立つ医院でありたい」と、耳・鼻・咽喉《のど》や頸部《けいぶ》の腫《は》れなどの症状に対して早めの受診を呼びかけている。

＊局所処置／患部局所に直接、薬剤を塗布したりする医療行為のこと

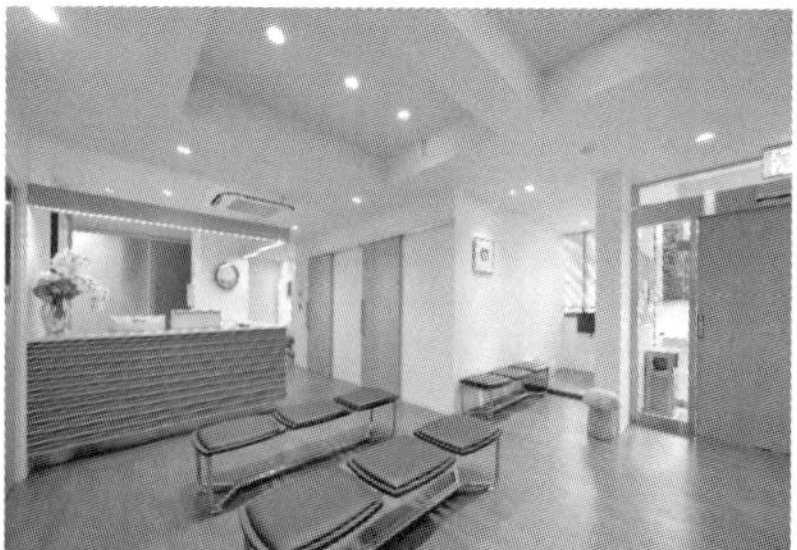

受付・待合スペース

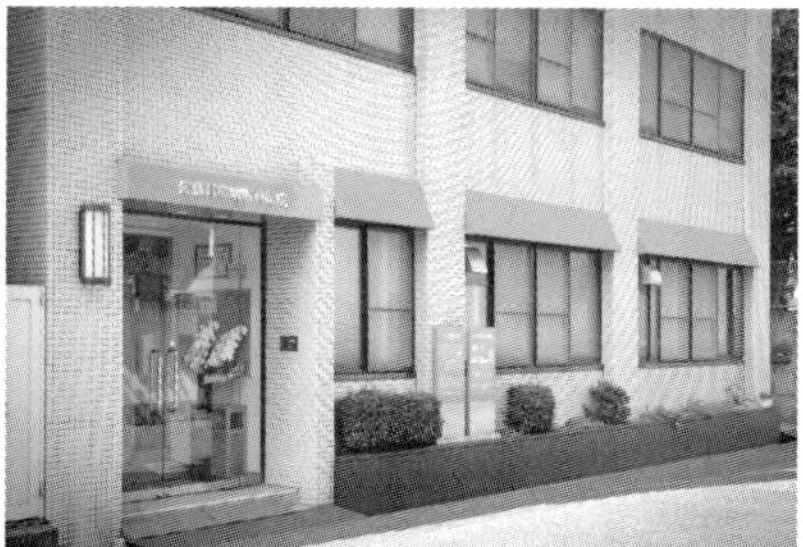

同院外観

佐藤 孝至
（さとう・たかし）

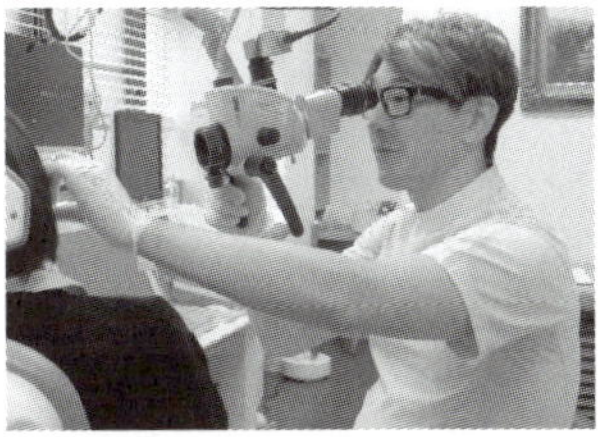

PROFILE

経　歴	1964年広島市生まれ。1989年愛知医科大学卒業。広島大学病院・耳鼻咽喉科、県立広島病院、市立三次中央病院などを経て、愛知学院大学歯学部・准教授（外科学講座）・愛知学院大学歯学部附属病院・耳鼻咽喉科科長。2015年同院院長就任
資　格・所属学会	耳鼻咽喉科専門医。気管食道科専門医。甲状腺外科学会･内分泌外科学会評議員。日本口臭学会理事
趣　味	水泳（得意なのはクロール、バタフライは少々）、筋トレ
モットー	安心・安全・清潔な耳鼻咽喉科診療

●院長の横顔

医師を志したのは「父が耳鼻咽喉科医で幼少時より父の背中を見て育ち、子どもの頃から自然と、将来は医師になりたいと思っていたから」だという。

医学部の学生時代には、頭頸部外科（当時国内で初めて診療科として創設された）の一員だった先生に、臨床実習で指導を受けた。その先生が専門の１つとしていた、甲状腺がんの臨床・研究に大変興味を持ち、甲状腺がんの診療も範囲の１つだった耳鼻咽喉科医を選択。主要論文の一つである「甲状腺濾胞癌の分子生物学的研究」が英文誌『surgrey』に掲載され、博士（医学）の学位を取得。耳鼻咽喉科領域では耳鼻咽喉科・感染症の診断・治療と、頭頸部外科領域では甲状腺腫瘍の診断に精通。

●院長からのメッセージ

慢性疾患では、投薬治療は有益な治療方法ですが、中には薬を飲んだり飲まなかったりという方もおられます。医師は、症状や生活習慣に合った薬を処方していますので、必ず決められた分量を服用し、納得できない場合は医師によく話していただきたいですね。患者さんの栄養管理や、酒・たばこなどの生活習慣の改善が継続的に必要となるので、本人の気付きにくいストレスや生活習慣の乱れなどは、周囲のご家族にも協力をお願いしています。耳鼻咽喉科疾患は、１回だけの診察で完治することはほとんどない領域です。根気よく通院治療していただくことをお勧めします。

脳神経外科・内科

福山市大門町

脳・脊髄、脳血管障害の診療に精通した専門施設

さとう脳外科クリニック

佐藤 昇樹 院長

特色

・脳神経外科専門医2人が丁寧に診察、脳・脊髄《せきずい》、脳血管障害に関する専門クリニック
・頭痛外来・めまい外来・セカンドオピニオン・脳ドックなどの特殊外来を備える
・開院当初より、院内のIT化を推進

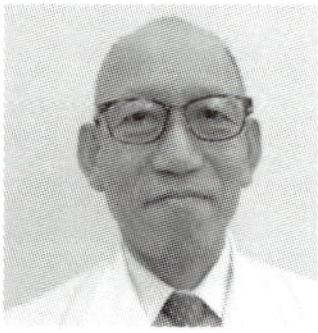

福山市大門町 3-28-43　TEL 084-940-5855
H　P　http://www.sato-nougeka.com
駐車場　34 台

診療時間	月	火	水	木	金	土	日
9：00 ～ 12：30	○	○	○	○	◎	○	休診
15：00 ～ 18：00	○	○	休診	○	○	休診	休診

＊祝日は休診　◎金曜午前は一般診療＋内科診療（予約制）
＊脳ドック・セカンドオピニオンは要予約

診療科目	診療・検査内容
脳神経外科	脳卒中、脳腫瘍、頭痛などの脳神経外科一般。脳ドックによる認知症の早期診断、無症候性脳腫瘍、未破裂脳動脈瘤の早期発見・治療
内科	高血圧、糖尿病、脂質異常症、心房細動などの診療
特記ポイント	MRI・CT・超音波などの画像診断装置を併用し、手術経験豊富な脳神経外科専門医の院長・副院長2人体制で脳疾患・脳血管障害に関して治療。一般外来だけでなく頭痛外来・脳ドックなどの特殊外来もあり、週1回、内科医による予約診療や管理栄養士による栄養相談も実施

クリニックの概要

●診療科目と領域

同院は、脳神経外科専門医2人による脳卒中・脳腫瘍《しゅよう》・認知症などの、脳・脊髄《せきずい》・神経・脳血管障害に関する診療を専門としたクリニック。認知症の早期診断、脳卒中の予防、脳腫瘍や未破裂脳動脈瘤《りゅう》の早期発見のための脳ドックも行っている。また、脳梗塞《こうそく》の危険因子である高血圧・糖尿病・脂質異常症・心房細動などの疾患について、内科医が予約診療を行っている（週1回）。

●診療ポリシー

脳神経外科専門医の佐藤院長は、長年にわたり救急医療現場で24時間体制の治療に携わり、脳動脈瘤*クリッピング術や脳腫瘍摘出術などの豊富な手術経験を持つ。また、佐藤昂平《こうへい》副院長は開頭手術だけでなく、急性期脳梗塞の血栓溶解療法や脳動脈瘤コイル塞栓術《そくせんじゅつ》などの血管内手術の経験を持ち、2人の経験豊

＊クリッピング術／チタン製のクリップを使った手術法

クリニック・データ

沿革	2006年10月開院。2012年医療法人設立。2017年9月佐藤昂平副院長着任
実績	超音波検査／1662件、心電図検査／689件、MRI(3T)・CT／7577件、脳ドック検査／95件（以上2015年）、開頭手術件数／99件／2007年1～12月
連携病院	脳神経センター大田記念病院、村上脳神経外科内科、福山市民病院、岡山大学病院、川崎医科大学附属病院、北野病院、広島大学病院、県立広島病院など

富な専門医による外来診療のため、患者にとっては非常に心強い。

開院当初からの理念は「患者さんとご家族に安心して喜んでいただける医院をめざす」こと。安全で質の高い医療をめざし、医療情報は分かりやすく説明。「医療は患者さんが納得してから進める」という基本方針に基づきスタッフ全員で診療にあたっている。そのために最新の知識と医療技術を習得し、研さんし続けることが大切だと考え、最新装置を導入して質の高い医療をめざしている。

そして２０１７年９月に、院長の次男であり脳神経外科専門医の佐藤昂平医師が副院長として加わり、専門医２人体制となってより手厚い診療が可能になっている。

院長は、自身の父親を急病で亡くした経験から、日々の外来診療で患者や家族の心のケアについても重点を置いた診療を心がけている。患者の病気や将来に対する不安な気持ちに寄り添い、少しでも良い方法を考え、一人ひとりの患者に合った治療・対策を考えていくことを大切にしている。家族にも病気は重大な問題だけに、患者とともに早期から情報を共有し、互いの意見を出し合ってともに乗り越えていくことをバックアップしている。

また「楽しみながらリハビリをしてほしい」との思いから、明るく開放的なリハビリルームでトールペイント＊教室なども行っている。そして、突然の頭痛・手足のしびれ・喋りにくいなどの症状は、一刻も早い受診を呼びかけている。

＊トールペイント／木、陶器、布などあらゆる素材に絵を描くこと

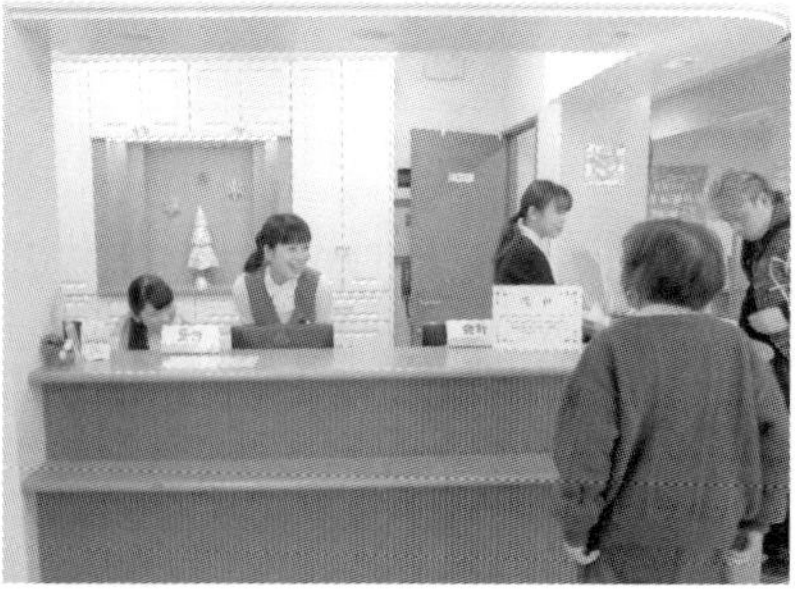
受付の様子

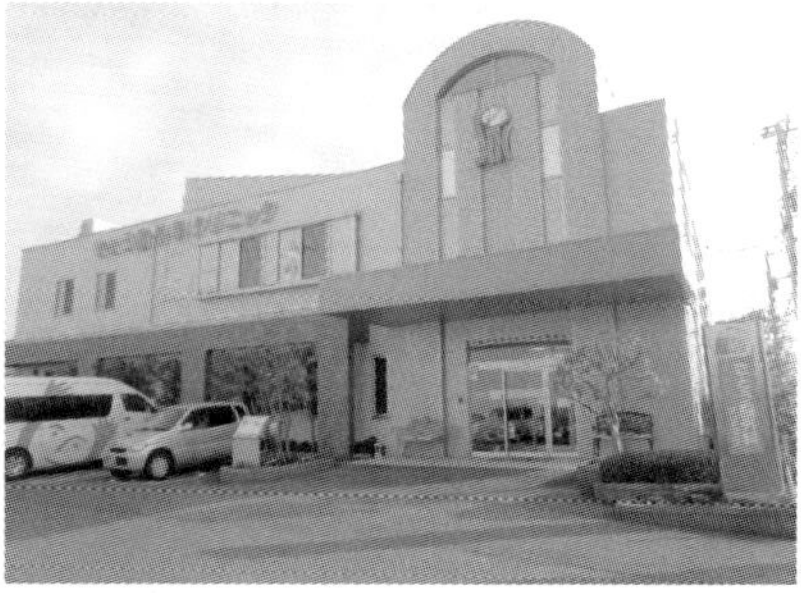
同院外観

佐藤 昇樹
（さとう・しょうじゅ）

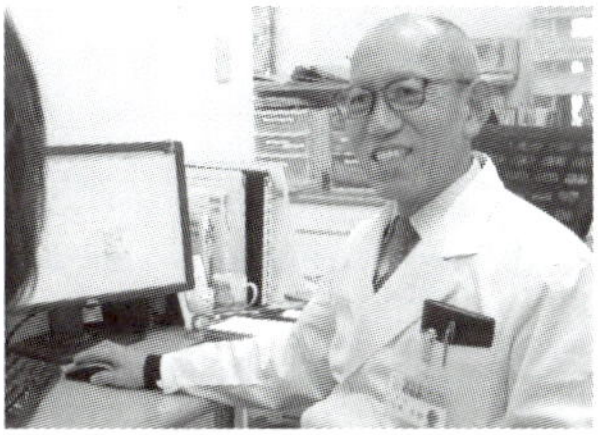

PROFILE

経　歴	1955年岡山市生まれ。1980年岡山大学医学部卒業。同年4月脳神経センター大田記念病院研修医。1981年5月Mount Carmel Mercy Hospital（米国ミシガン州デトロイト）留学。1983年大津市民病院脊髄外科へ国内留学。1991年脳神経センター大田記念病院院長。1992年11月Mainz university Prof.Perneczky（ドイツ）留学。2006年10月同院開院
資　格・所属学会	日本脳神経外科学会。日本脳神経外科学会専門医。日本脳卒中学会専門医
趣　味	テニス、音楽鑑賞、映画鑑賞
モットー	「随所に主となれば　立処《りっしょ》皆真なり」

●院長の横顔

院長が脳神経外科を志したのは「救急医療に携わりたかったから」と話す。医大 3 年のとき、急性肺炎で入院した父が 2 日目に急死。命の儚《はかな》さと家族としての喪失感を経験。その出来事が院長の将来の方向を決めるきっかけになったという。また同時に「単なる医療者ではなく、心の通った医師になれ」と教えられた大きな出来事であった。以来 25 年という長きにわたり、急性期医療の最先端である脳神経外科医として、24 時間体制で治療にあたってきた。自身の心臓弁膜症の手術の後は救急医療を断念し、開院後は「患者さんの気持ちを理解し、患者さんの立場に立った医療」を追及している。2007 年には自著「くも膜下出血とかく戦いき」を出版。

●院長からのメッセージ

現代は、急な症状や緊急的なものだけでなく、無症状でも病気が発見される時代になりました。治療方針で悩むときは、経験豊富な専門医に相談し、よく検討する必要があります。今後の見通しや治療法、危険性についても納得して医師の治療を受けていただきたいです。病気は家族にとっても重大な問題で、早くから情報を共有してともに乗り越えてほしいです。

一般歯科・小児歯科・審美歯科

福山市多治米町

説明と同意から最善の治療法を一緒に考える

多治米歯科

林 宏昌 院長

特色

・豊富な治療経験を生かした痛みの少ない治療
・インフォームドコンセント（説明と同意）を大切にした治療方針
・通院困難な患者の自宅や施設への往診を実施

福山市多治米町 1-25-15　TEL 084-920-2099
H　P　http://www.tajime-shika.com/
駐車場　7 台

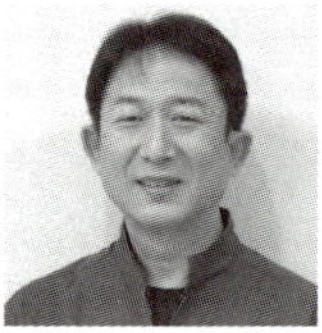

診療時間	月	火	水	木	金	土	日
9：00 ～ 12：30	○	○	※休診	○	○	○	休診
14：30 ～ 18：30	○	○	※休診	○	○	△	休診

＊祝日は休診　△土曜は18:00まで
※毎週水曜は往診日　※祝日のある週の水曜は午前診療

診療科目	診療・検査内容
一般歯科	虫歯治療、歯周病治療、噛み合わせ治療
小児歯科	虫歯治療、フッ素塗布（大人も希望者には対応）
審美歯科	ホワイトニング、デンタルエステ
特記ポイント	訪問口腔ケア、デンタルエステ（唾液腺マッサージ）、妊婦健診も実施。託児あり（キッズルーム完備）。非常勤医師1人。往診は毎週水曜、その他の曜日は昼休みに対応

クリニックの概要

●診療科目と領域

主な診療科目は一般歯科・小児歯科で、中でも虫歯治療に関しては豊富な経験と実績を持つ林院長。患部を削《けず》ったり詰めたりするだけではなく、噛《か》み合わせや歯肉の診断、顎関節症《がくかんせつしょう》や口内炎の治療、正しい口腔《こうくう》ケアや予防の指導など、歯と口の健康をトータルに考えた治療を心がけている。

同院の治療の特徴の一つに「無痛治療」がある。歯の治療は「痛みが出るのではないか」というイメージから敬遠されがちだが、表面麻酔に針のないものを使用し、治療中のストレスを軽減させている。これは一瞬で終わるため、小さな子どもでも安心して治療が受けられる。

毎週水曜は、病気や高齢などで通院が困難な患者のための往診にあてている。訪問先は自宅や老人ホームが多いが、入院先での歯の痛みや入れ歯の不具合も対応している。

クリニック・データ

沿革	1998年6月開院
連携病院	福山市民病院、中国中央病院、脳神経センター大田記念病院

●診療ポリシー

治療方針は「患者さまとの信頼関係」「インフォームドコンセント」を大切にすること。患者としっかり対話し、本人の意志を尊重しながら適切な治療方法を説明することを心がけているという。

「実際の治療では、複数の治療法があればメリット・デメリットを説明した上で、効果が一緒であればできるだけ＊侵襲《しんしゅう》の少ない、後戻りが可能な治療から選択するようにしています。例えば、詰め物に隙間ができているような場合は詰め直すか、磨くだけで済むか、というような具合です」

同院が得意とする虫歯治療。ただ治すだけではなく、原因を考え、食事や生活習慣の指導もしている。虫歯でよくある原因を尋ねてみると「虫歯が急に増えたお子さんの9割以上が、お風呂上がりにアイスを食べていました。また、健康のため、寝る前にヨーグルトやローヤルゼリーを摂取して虫歯になった大人の方もいます。睡眠中はあまり唾液が出ないので、口の中をきれいにすることができません。そのため歯磨きで掃除しきれなかったところが虫歯になっているようです。”甘いものを食べても、寝る前に歯磨きをしたら大丈夫“という認識は要注意です」

＊侵襲／体への負担

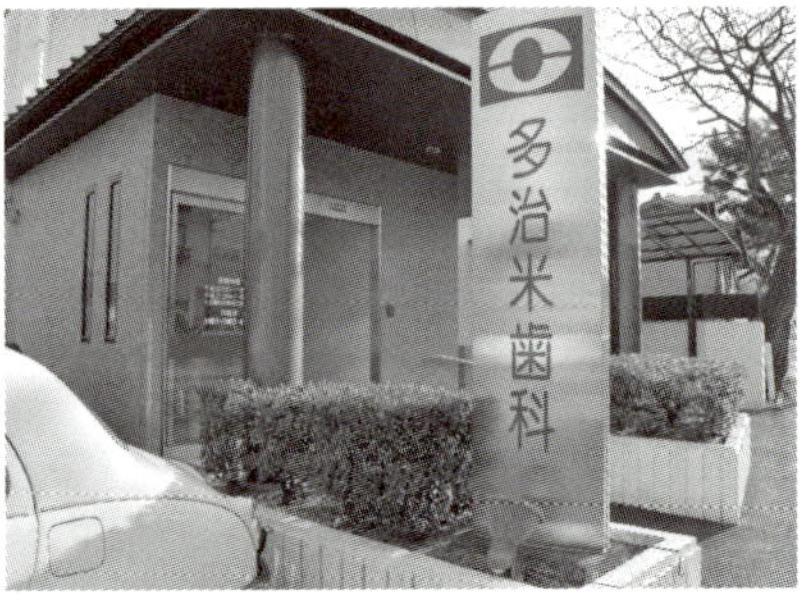

医院外観

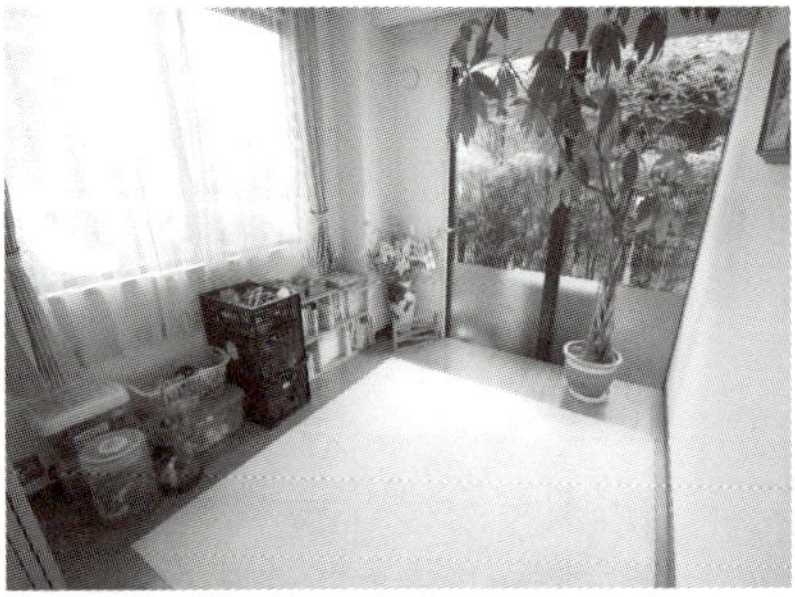
キッズルーム

林 宏昌
（はやし・ひろまさ）

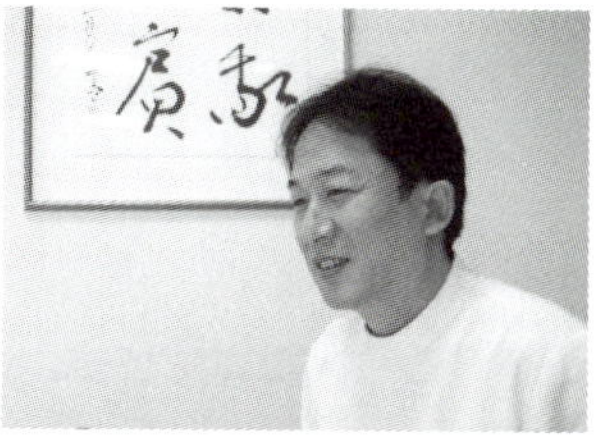

PROFILE

経　歴	1992年岡山大学歯学部卒業。同年岡山大学歯科保存学第一講座（現・むし歯科）入局後、岡山大学歯学部附属病院勤務。1998年より現職
資　格・所属学会	日本歯科保存学会
趣　味	バドミントン
モットー	美味しい食事で健康を

●院長の横顔

小学生の頃は、SF のアニメが多かったこともあり、宇宙に大変関心があった。両親に遥照山（岡山県）の天文台に連れて行ってもらったことがきっかけで、さらに星に興味を持つように。

中学・高校時代は図書館に通いつめ、相対性理論などの難解な本を読み漁《あさ》る。その影響か、数学や物理などが得意だった。宇宙に関係した仕事を考えたこともあったが、歯学の道へ。

●院長からのメッセージ

適切な食事をするだけで歯はきれいになるものなんです。ミンチ肉とか軟らかい食べ物ばかりを食べていると汚れは落ちません。特に若い人には肉など、大きく切った食材を噛み切るような食事をしてほしいです。

また、未治療の自分の歯でも摩《ま》耗《もう》したり移動したりして噛み合わせが変わることもあります。食べ物が挟まったり、食事のときに噛むと違和感があったりする場合などは早めの調整で治まることもあるので、異常を感じたら早めに受診されるといいでしょう。

形成外科・皮膚科・美容皮膚科

福山市駅家町

疾患から美容まで"皮膚"の悩みをトータルに診療

たなかクリニック

田中 伸吾 院長

特色

・水虫から皮膚がんまで幅広い皮膚疾患に対応
・皮膚腫瘍《しゅよう》や眼瞼《がんけん》下垂《かすい》などの日帰り手術を実施
・最新のレーザー機器を用いた美容皮膚科・美容外科（自由診療）が幅広い女性に好評

福山市駅家町大字上山守 450-5　TEL 084-999-0155
H　P　http://prs-tanaka.com/
駐車場　100 台

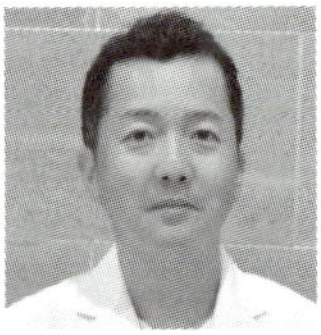

診療時間	月	火	水	木	金	土	日
9:00 ～ 12:00	○	○	○	○	○	○	休診
15:00 ～ 18:30	○	○	休診	○	○	△	休診

＊祝日は休診　△土曜午後は17:00まで

診療科目	診療・検査内容
形成外科	ケガ、やけど、アザ、傷あと、皮膚腫瘍、眼瞼下垂
皮膚科	アトピー、湿疹、ニキビ、イボ、じんましん、水虫、皮膚がん
美容皮膚科	シミ、シワ、たるみ、AGA（男性型脱毛症）、ホクロ、脱毛
特記ポイント	皮膚疾患をトータルに診察・治療。一部、自由診療もあるため、治療の選択肢が幅広い

クリニックの概要

●診療科目と領域

皮膚疾患をトータルに診るだけではなく、皮膚腫瘍や眼瞼下垂などの日帰り手術にも対応している。また、美容皮膚科分野では、シミやシワ、ニキビ痕《あと》の治療、脱毛などを実施。医師免許を持つ医師のみが購入できる最新のレーザー機器を用いて治療を行っている。

父親の章氏のクリニック「田中皮膚科」（福山市宝町）と協力体制のもと、幅広い疾患に対応している。

●診療ポリシー

田中院長は形成外科医でもあり、皮膚科医でもある。勤務医時代に多くの手術に携わってきた院長が考える形成外科の真骨頂は〝仕上がり〟だという。「学生時代の話ですが、教授自身が執刀した手術を〝これは僕の作品だ〟なんて、言っ

クリニック・データ

沿革	2017年2月1日開院
連携病院	中国中央病院、福山市民病院、川崎医科大学附属病院

ていました。やはり、術者の技術によって仕上がりが全く違うんです。形成外科医になりたいと思ったのは、ただ疾患を治すだけでなく、外観の美しさにもこだわる職人技に醍醐味を感じたからです。それに、僕は手先の器用さにも自信がありましたし」と話す。

例えば、口唇口蓋裂《こうしんこうがいれつ》の患者の場合、乳児の段階に手術をすることが多いため、その後の長い人生を考えると責任は大きい。「顔は一番見えるところですし、一生付き合っていくものなので、外観の美しさは本当に重要だと思います。口唇口蓋裂を持って生まれてくる赤ちゃんは成長に合わせて治療が必要ですので、川崎医科大学附属病院の専門外来もご紹介しています」

皮膚疾患に関しては、じんましんの患者も多いそうだが、その約8割が原因不明のものだという。体調やストレスなどによって発症したりするため、一人ひとり詳細な問診が必要となる。また、同院では美容皮膚科の治療にも対応。こちらは自由診療となるが、幅広い年齢の女性が治療に訪れているという。主にレーザー機器を使っており、液体窒素やほかの治療法よりも美しい仕上がりが特徴だそう。

同院がめざしているのは〝何でも安心してご相談いただけるクリニック〟。少しでも気になることがあれば、遠慮なく問い合わせてほしいとのこと。「皮膚のトラブルはもちろん、美容や美肌に関するご相談も受け付けています。まずは気軽にカウンセリングにお越しください」

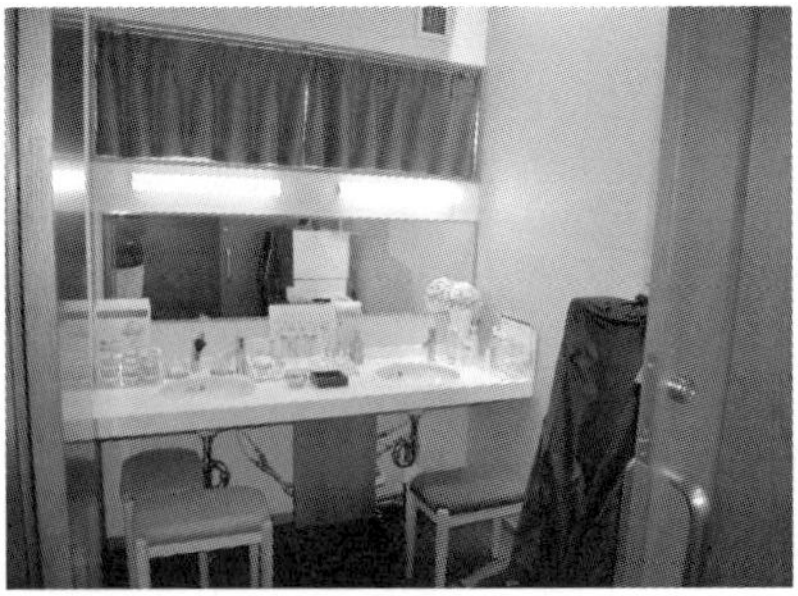
治療後にメイクアップできるパウダールーム

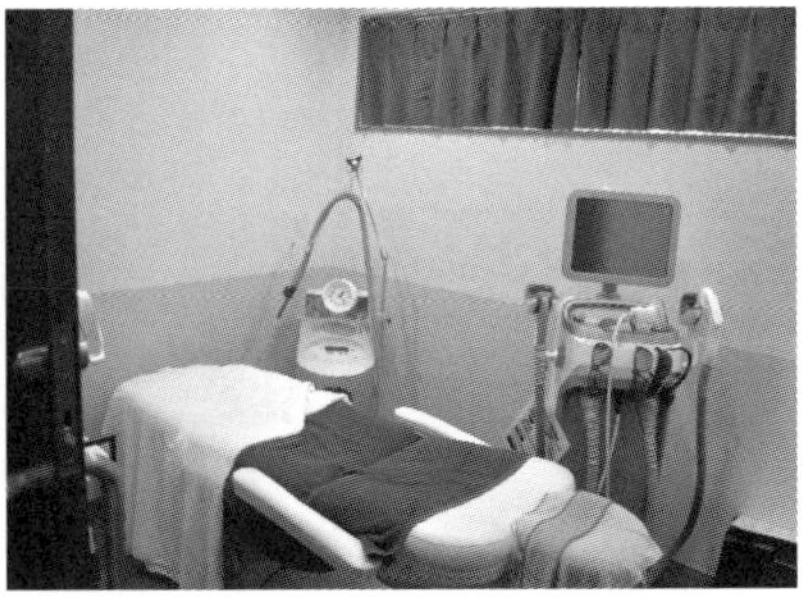
レーザー治療室

田中 伸吾
（たなか・しんご）

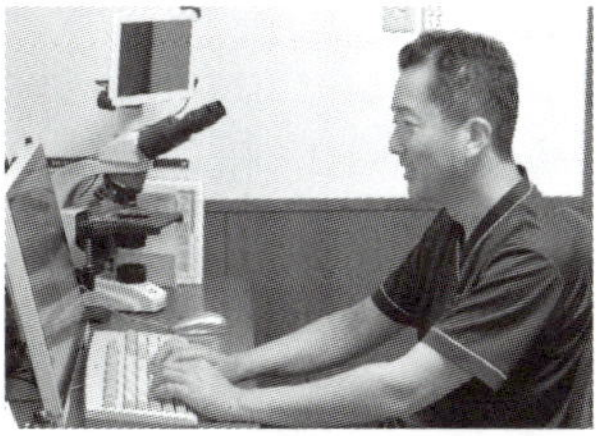

PROFILE

経　歴	1978年生まれ。2003年川崎医科大学卒業。川崎医科大学附属病院形成外科医師、公立三豊総合病院形成外科医員、川崎医科大学大学院、福山市民病院形成外科科長、川崎医科大学附属病院皮膚科医員を経て、現職
資格・所属学会	医学博士。日本形成外科学会専門医。臨床研修指導医。乳房再建用エキスパンダー／インプラント責任医師。難病指定医。日本形成外科学会。日本皮膚科学会。日本美容外科学会（JSAPS）。日本臨床皮膚科医会。日本乳房オンコプラスティックサージャリー学会。日本創傷外科学会
趣　味	ゴルフ、ツーリング（イタリア車の大型二輪を所有。以前はよく仲間と出かけていたが、最近は忙しくて、なかなか集まることがない）
モットー	一期一会

●院長の横顔

祖父と父も皮膚科医で、田中院長は三代目。幼少時から父の背中を見て育ってきたせいか、自然と医師を志すようになった。学生時代は「自分は手先が器用だから、それを生かせる仕事がしたい」と思い、形成外科を選んだ。形成外科医として多数の手術を手がけてきたが、より皮膚の専門的な知識を身に付けたいと思い、皮膚科医になった。

●院長からのメッセージ

皮膚のトラブルでお困りの方は、まずは一度ご来院ください。じっくりとお話を聞いて、一人ひとりに適した検査・治療を行います。また、ご本人が疾患に気付いていない、もしくは病院に行くまでもないと思っているケースもあります。皮膚に現れる症状の中には、内臓疾患を合併していたり、長期にわたって治療が必要になることもありますので、ご家族が気付いたときは受診を勧めていただきたいと思います。

当院では美容皮膚科の診療も行っています。シミ・シワ・たるみなど、お肌に関するお悩みなども気軽にご相談ください。

内科・皮膚科・小児科 他

福山市光南町

内科・皮膚科を連携、病気の予防に注力

とくも胃腸科皮ふ科

徳毛 健治 院長　徳毛 幸枝 副院長

特色

・内科（院長）と皮膚科（副院長）の連携した治療に定評
・ピロリ菌除菌治療・禁煙治療は、備後エリアのパイオニア的存在
・インターネットの順番予約システムで待ち時間を短縮

福山市光南町 1-7-9　TEL 084-923-1552
H　P　http://www.tokumo.jp
駐車場　38 台

診療時間	月	火	水	木	金	土	日
9：00 ～ 13：00	○	○	○	○	○	○	休診
15：00 ～ 18：00	○	○	○	休診	○	△	休診

＊祝日は休診　△14:00 ～ 17:00　＊Web・電話（自動対応）での順番予約がお勧め(http://tokumo.mdja.jp、050-5533-3423)

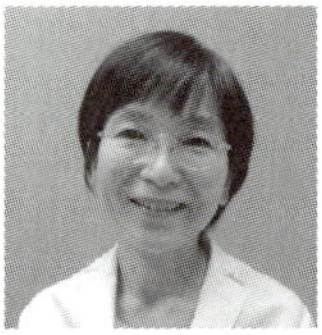

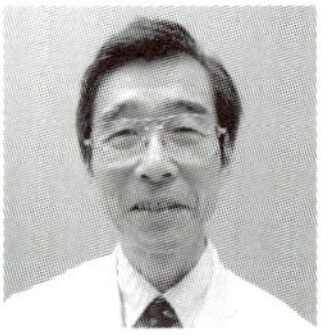

診療科目	診療・検査内容
内科・小児科	胃腸疾患、肝疾患、糖尿病、高血圧、高脂血症、心疾患、呼吸器疾患、腎《じん》疾患、痛風、骨粗しょう症、在宅医療、禁煙治療、一般小児科
皮膚科・アレルギー科	アトピー性皮膚炎、湿疹、じんましん、皮膚掻痒症《そうようしょう》、ニキビ、イボ、とびひ、帯状疱疹《たいじょうほうしん》、やけど、脱毛症、アレルギー疾患
特記ポイント	胃大腸内視鏡検査、腹部超音波検査、アレルギー検査、パッチテスト、真菌顕《しんきんけん》微鏡《びきょう》検査などの専門的検査。生活・食事・運動指導などの予防医学

クリニックの概要

●診療科目と領域

内科医の徳毛院長は消化器疾患が専門で、高精度のレーザー内視鏡を用いた短時間で楽な検査に定評がある。胃ピロリ菌に関しては発見当初から研究に関わっており、2500人以上の患者を治療した実績を持つ。他院では治療してもらえない3次除菌にも対応している。そのほかに、糖尿病・循環器・肺疾患などの内科総合医としての経験も深い。2年間留学した米国健康財団（ニューヨーク）では生活習慣病や発がん研究に従事しており、減量指導や禁煙治療にも積極的に対応している。

皮膚科は幸枝副院長が担当しており、アトピー性皮膚炎・アレルギー疾患が専門。これまでの豊富な診療経験から、皮膚科全般の専門的な治療も可能である。特に、小児の皮膚疾患の診療には定評があり、数多くの小児患者が受診している。

内科と皮膚科は診察室が隣同士で、カルテも一括で管理。両科で連携した治療が行えるのも大きな特徴。検査や投薬の重複を避けることができるため効率的で、安心して治療を受けることができる。

クリニック・データ

沿革	1958年院長の父が徳毛外科医院開院。1994年病院改築、内科(健治）と皮膚科（幸枝）が加わり「とくも胃腸科皮ふ科」に改称。2018年開院60周年
実績	登録患者総数／9万人以上／2017年末、ピロリ菌除菌治療／2500人以上／1994年～、胃内視鏡検査／約800人／2017年
連携病院	福山医療センター、福山市民病院、中国中央病院、日本鋼管福山病院、広島大学病院、川崎医科大学附属病院、岡山大学病院、倉敷中央病院など

待ち時間を短縮するために順番予約システムを導入。窓口に並ばなくてもインターネットや電話で順番が取れ、順番が近づくとメールや電話で知らせてくれる。インフルエンザが流行しているときなどは、携帯で順番を見ながら駐車場の車の中で待機することもできる。

●診療ポリシー

「ヘルシー・ライフ」をモットーに掲げる同院では、病気の予防に力を入れ、日頃の健康管理をサポート。「食事・運動・睡眠・生活習慣について最新情報でアドバイスし、『病気で受診する病院』のみならず『病気にならないために訪れる病院（健康院）』でありたい」と院長は話す。「ピロリ菌、喫煙、塩分、血圧、血糖などの原因を踏まえた健康管理に努めている」と熱弁する。

副院長は、アレルギー疾患・アトピー性皮膚炎・小児皮膚疾患を得意とする。皮膚の疾患は慢性的なものが多く、患者を長期で支える必要がある。そのため、悩みや生活習慣をしっかりとヒアリングし、原因を突き止めた上で適切な治療を行っている。「病名が同じでも、皮膚の状態は年齢や個人によって全く異なります。一人ひとりの病態に合わせた細やかな指導・治療を心がけています」

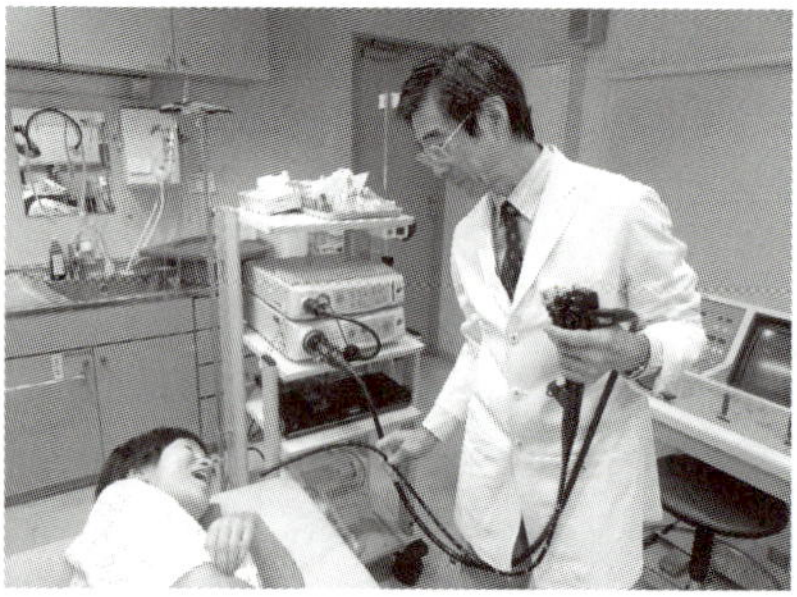
画像精度の高いレーザー内視鏡で検査

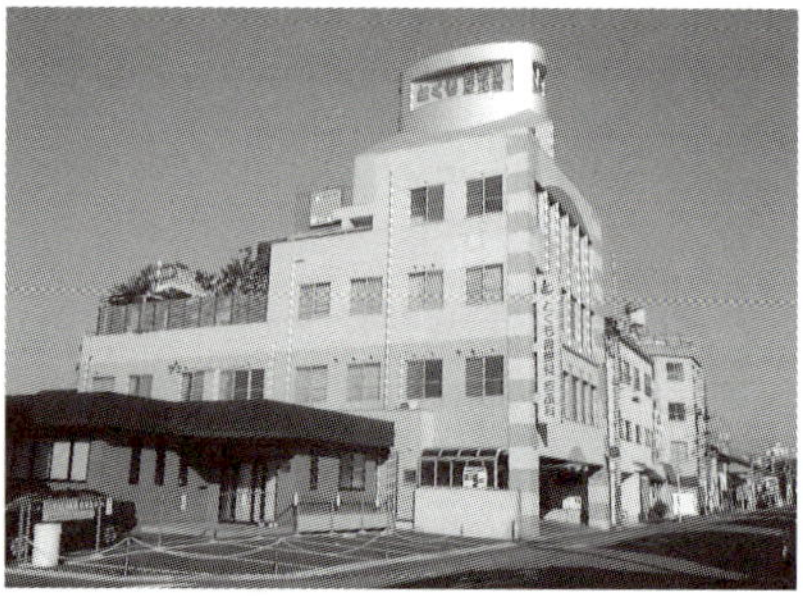
駐車場は建物の裏と隣にある

徳毛 健治（院長）
（とくも・けんじ）

徳毛 幸枝（副院長）
（とくも・さちえ）

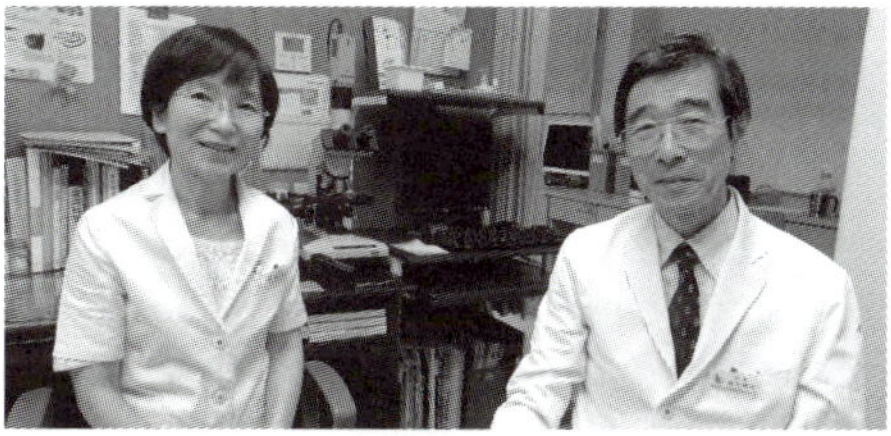

PROFILE

経　歴	福山市出身。1980年東京医科大学卒業。1988年広島大学大学院卒業。広島大学病院内視鏡室長、NTT広島中央健康管理所内科部長、広島記念病院消化器科部長などを経て1994年より現職。専門はピロリ菌除菌治療、禁煙治療など
資格・学会	医学博士。日本内科学会。日本内視鏡学会。日本ヘリコバクター学会など
趣　味	旅行、登山、サイクリング、読書、パソコン、カメラ、園芸

●院長（内科）からのメッセージ

病気はつらいものです。進歩した現代医学では、これまでの生活習慣と今の健康状態を診ると、将来、どんな病気になるかが分かります。そのため、症状が出る前に予防可能な病気も多く、やり方次第でつらい病気を避けることができます。何でも相談ができる「かかりつけ医」になれるように、病院ではなく「健康院」と呼ばれるように頑張ります。いつまでも健康でいられるように、私と一緒に病気の予防と治療をしていきましょう。

PROFILE

経　歴	徳島県出身。1979年東京女子医大卒業。岡山大学第二内科、広島大学病院皮膚科、県立広島病院皮膚科医長、マツダ病院皮膚科部長を経て1994年より現職。専門分野はアレルギー疾患、アトピー性皮膚炎、小児皮膚疾患
資格・学会	日本皮膚科学会。日本臨床皮膚科医会など
趣　味	旅行、登山、読書、音楽、料理

●副院長（皮膚科）からのメッセージ

皮膚は、その人の外見の印象を決める要素であると同時に、体内を守ってくれるバリアとしての役目があります。皮膚が病気になると「痒《かゆ》い」「痛い」という不快な症状が現れたり、外見が悪くなってつらい気持ちになったりします。また、バリアが壊れることにより、内臓に病気が生じる危険もあります。皮膚科医の仕事は、皮膚の病気を治し、健康な皮膚を取り戻すことで、心身ともに健康になってもらうことだと考えています。皮膚のことで何か気になることがありましたら、気軽にご相談ください。できるだけ丁寧に対応し、的確な診断・治療をしていきたいと思っています。

歯科・口腔外科・小児歯科

福山市三吉町

気軽に相談できるアットホームな町の歯医者さん

中山歯科医院

中山幸男 院長　木村周子 副院長

特色

・口腔《こうくう》外科専門医が難抜歯などの小手術に対応
・患者との円滑なコミュニケーションでさまざまな疾患の情報を細やかに把握
・患者に適切な情報を提供するため徹底した歯科衛生士教育

福山市三吉町 4-13-29　TEL 084-925-2781
H　P なし
駐車場　8 台

診療時間	月	火	水	木	金	土	日
9：00 ～ 12：30	○	○	○	○	○	△	休診
14：00 ～ 19：00	○	◎	○	○	◎	休診	休診

＊祝日は休診　◎火・金曜の午後は18:00まで
△土曜は9:00 ～ 12:00

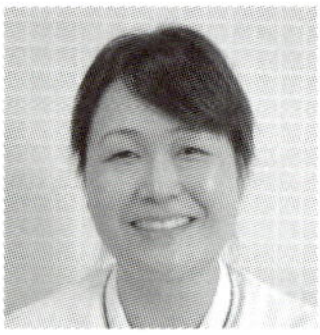
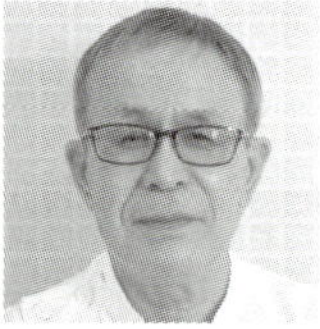

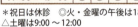

診療科目	診療・検査内容
歯科	虫歯・歯周病治療、メンテナンス
口腔外科	小手術
小児歯科	虫歯・歯肉炎治療、虫歯予防処置
特記ポイント	ベテランの歯科衛生士が多く、やさしい対応と、できるだけ怖くない、痛くない治療に取り組んでいる。また、待ち時間を可能な限り短くできるように心がけ、診療内容の充実を図っている

クリニックの概要

●診療科目と領域

同院では虫歯や歯周病といった一般歯科治療のほか、副院長の木村歯科医師が口腔外科専門医（日本口腔外科学会認定）でもあるため、難抜歯、歯根嚢胞《しこんのうほう》や唇のできものの除去、口腔粘膜疾患などにも対応している。

来院する患者の中には高血圧や脳梗塞《のうこうそく》など、何らかの基礎疾患を持った人もいる。そのため、初診の際は必ず全身的な問診を行う。とにかく患者との円滑なコミュニケーションを重視しており、他科に通院している場合は、主治医に患者の情報提供を依頼する。薬を服用していると歯科治療に影響が出ることもあるので、お薬手帳を持参して来院することを勧めている。

同院のある三吉地区は高齢者が増えているという。現在、往診にも対応しており、今後は在宅歯科治療などにも力を入れていく予定だ。

クリニック・データ

沿革	1974年10月霞町にて開院。1980年現在地に移転
実績	一般歯科治療、外来小手術、予防歯科、在宅歯科治療の実績多数。院内に技工士が在籍しているため義歯の修理などにも即日対応
連携病院	福山市民病院、岡山大学病院

●診療ポリシー

歯科治療には回数・時間のかかるものもあるため「途中で通院しなくなった、という経験がある人もいるのではないだろうか。当院では、その大きな理由を〝知らない〟ことではないか」と考えている。

「仕事などで忙しいということもあるでしょうが、なぜ途中で辞めてはいけないか、ということをご存知ないのだと思います。特に、痛みなどの自覚症状がない場合は、通院がおっくうになりがちですよね。当院では、とにかく〝知ってもらうこと〟を心がけています。短い時間でできるだけ的確に伝えるということを踏まえて、パンフレットなどの資料作りにも力を入れています」

また、歯科衛生士の教育も徹底しており、限られた時間での歯科医師の説明だけでは理解しきれない可能性がある内容を、歯科医師に代わって時間をかけて患者にきちんと説明できるよう、勉強会などの時間も設けているという。

中山院長をはじめ、患者の話を聞くのが上手なスタッフが多く、何気ない世間話の中から重要な情報を拾うことも。副院長は「祖父も父も、患者さんと家族のように接していました。私も〝何でも気軽に話していただける、かかりつけ歯科医〟になりたいですね」と話す。

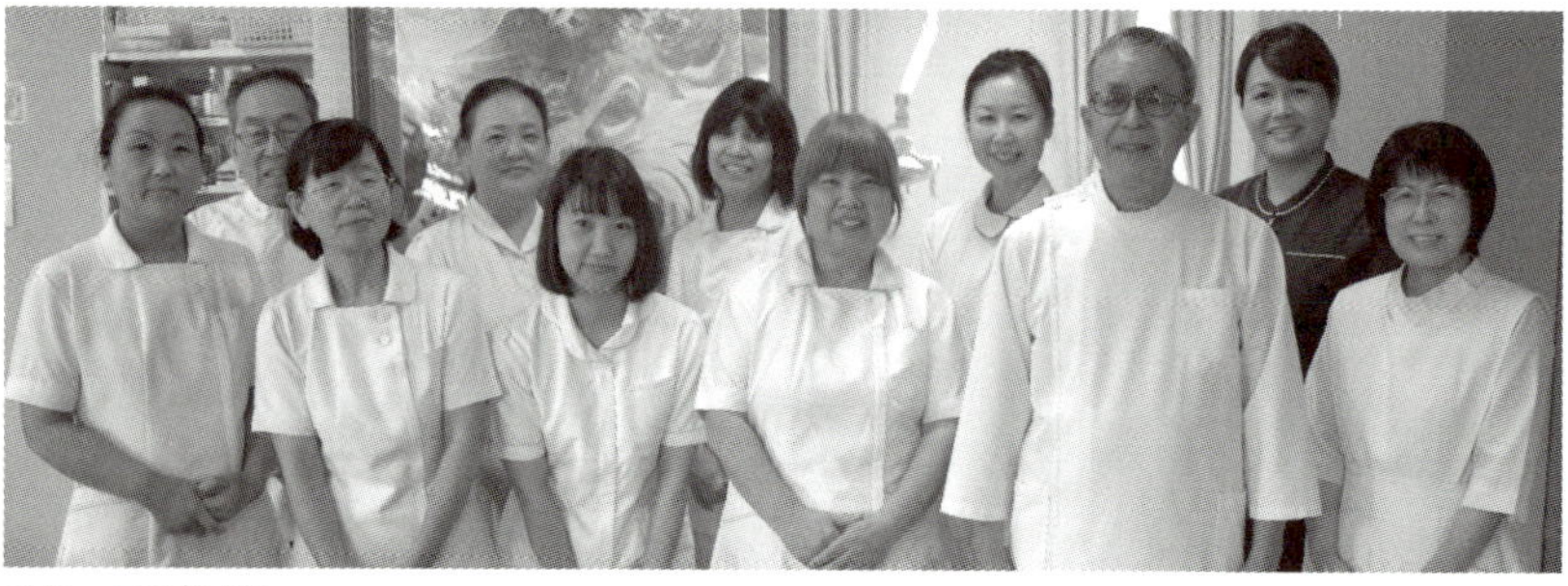
スタッフの皆さん

中山 幸男（院長）　木村 周子（副院長）
（なかやま・ゆきお）　（きむら・しゅうこ）

PROFILE

経　歴	1945年府中市上下町生まれ。1970年日本大学歯学部卒業。1974年より現職。元福山市医師会理事。元広島県歯科医師会代議員。元日本大学歯学部広島県支部同窓会副支部長

●院長の横顔

患者の話し相手になるのがとても上手く、患者とあまりにも仲が良さそうな様子を娘の木村医師が見て「お父さん、あの患者さんとは知り合いなん?」と聞かれ「まあ、友達みたいなもんかな」と答えている。

趣味は旅行・ドライブ・囲碁・将棋・読書。モットーは「日々感謝」

●院長からのメッセージ

患者さんは私と同世代の方が多いせいか、患者さんだけど友達のような感じで接しています。話しやすい雰囲気づくりは大事だと思います。例えば「全身麻酔下で手術をすることになった」と聞いたら、麻酔の呼吸の管を入れるのに問題となる歯がないかなど診査し、事前に必要となる処置を行います。手術や入院をする患者さんに、治療に専念してもらえるようバックアップもできますからね。少しでも気になることがあれば気軽においでください。

PROFILE

経　歴	1972年東京都生まれ福山市育ち。1996年岡山大学歯学部卒業。2000年岡山大学大学院歯学研究科卒業。2002年4月～2003年3月岡山大学医学部歯学部附属病院口腔外科（病態系）医員。2003年4月～2008年3月同助教。2008年4月～東京都内の開業医に勤務。2010年8月～中山歯科医院勤務
資　格・所属学会	歯学博士。日本口腔外科学会認定口腔外科専門医。日本口腔外科学会。日本口腔科学会。顎関節症学会。日本顎顔面インプラント学会。国際歯周内科学研究会

●副院長の横顔

祖父も歯科医で、木村医師は三代目。口腔外科を最初に選んだ理由は、大学時代にとても奥が深いと思った分野だったから。

趣味は旅行（国内外問わず）。最近は息子の影響で、すっかり“ママ鉄（鉄道好きなお母さん）”に。モットーは「中庸（やり過ぎないし、やりなさ過ぎない）」

糖尿病内科・消化器内科・内科

福山市伊勢丘

糖尿病専門医として地域医療に貢献

永原内科クリニック

永原 靖浩 院長

特色

- 糖尿病、消化器内視鏡、内科専門医の資格を持つ
- 看護師5人全員が広島県糖尿病療養指導士の資格所持者。管理栄養士による食事指導も可能で糖尿病治療に対し、きめ細かい指導が受けられる
- 糖尿病検査は院内で行い、結果をすぐに説明

福山市伊勢丘 6-1-30　TEL 084-948-9123
H　P　http://rsbase.net/clinic/nagahara/
駐車場　26 台

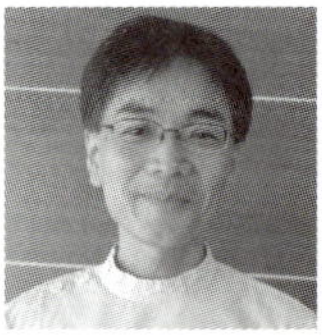

診療時間	月	火	水	木	金	土	日
9：00 ～ 12：30	○	○	○	○	○	○	休診
15：00 ～ 18：30	○	○	休診	○	○	休診	休診

＊祝日は休診　＊電話での予約も可能

診療科目	診療・検査内容
糖尿病内科	糖尿病検査は院内で行い、結果をすぐに説明。糖尿病療養指導士、管理栄養士による指導が可能
消化器内科	胃カメラ（鼻、口から選択）、腹部エコー、ピロリ菌除菌
内科	高血圧症、高脂血症、呼吸器疾患、循環器疾患ほか一般的内科疾患の診療
特記ポイント	動脈硬化検査（頸動脈エコー、脈波）、レントゲン（胸部、腹部）、心電図、尿・採血の検査が可能

クリニックの概要

●診療科目と領域

糖尿病、消化器疾患、内科を専門とするクリニック。一般的な内科疾患で受診する人が多いが、永原院長が得意とするのが糖尿病治療である。糖尿病の検査は全て院内で行い、結果をその日のうちに聞けるため安心できると評判だ。消化器疾患では、内視鏡検査による病気の早期発見、早期治療が可能。苦痛を伴わない胃カメラ検査など、患者に寄り添った医療を提供している。

●診療ポリシー

院長がめざすのは、地域の人々が健康に歳を重ねる医療「サクセスフルエイジング」。ほとんどの人が「健康で長生きしたい」と考える中、糖尿病、高血圧、高脂血症などの生活習慣病の治療が不十分だったことにより病気を発症し、その後不自由な生活を強いられる人も多い。「当院では〝治療を行う場所という

クリニック・データ

沿革	2009年開院
実績	糖尿病患者数／900人（月）、胃カメラ／500件（年）
連携病院	福山市民病院、日本鋼管福山病院、脳神経センター大田記念病院、福山第一病院、福山医療センター、中国中央病院など

より元気になる場所"をコンセプトに、心地良い環境での診療を心がけています。糖尿病、消化器疾患、内科一般疾患については、専門医として適切な治療が可能です。少しでもお役に立てるよう頑張っていきたいですね」

特に力を入れているのが、糖尿病治療だ。糖尿病が厄介なのは自覚症状がほとんどない点。コントロールの悪い状態が続くと、心筋梗塞《しんきんこうそく》、脳梗塞、網膜《もうまく》症、腎《じん》症、神経障害など、さまざまな合併症を引き起こす。同院では、糖尿病に関する検査（HbA1c*、血糖、尿）は全て院内で行い、検査結果をすぐに説明する。これが患者自身の糖尿病への理解を深め、治療に対するモチベーションを上げることにつながっているそうだ。「専門医が適切に治療することで、合併症を起こすリスクを少しでも減らすようにと考えています」。在籍する看護師全員が広島県糖尿病療養指導士の資格を持っており、管理栄養士による食事（栄養）指導も可能であり、きめ細かい糖尿病指導が受けられる。運動教室や食事教室を定期的に開催していることも特徴といえる。

また、院長は消化器内視鏡専門医・指導医、消化器病専門医として胃カメラ、大腸カメラなどの検査を多数経験してきた。胃カメラの場合、鼻から挿入する経鼻内視鏡や、少量の鎮静剤を使用し、苦痛を伴わない検査を心がけている。

＊ HbA1c ／ヘモグロビンエーワンシー。血液検査の重要な項目の一つ

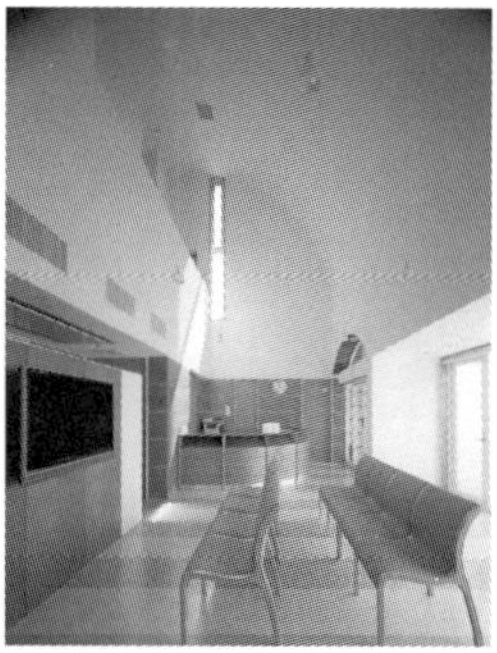

待合室風景

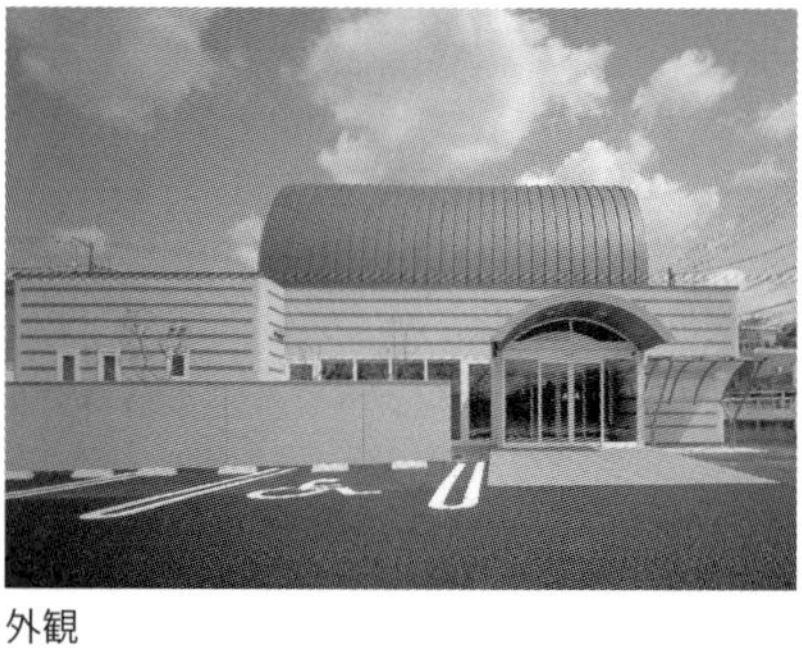

外観

永原 靖浩
（ながはら・やすひろ）

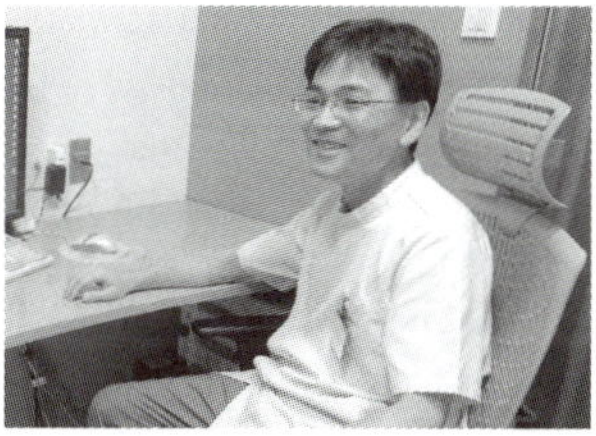

PROFILE

経　歴	岡山市出身。1992年産業医科大学医学部卒業。岡山大学第一内科（現消化器・肝臓内科）、日本鋼管福山病院、国立岩国病院（現岩国医療センター）などを経て、2009年より現職
資　格・所属学会	医学博士。糖尿病専門医。糖尿病療養指導医。消化器内視鏡専門医・指導医・中国支部評議員。消化器病専門医。総合内科専門医。抗加齢専門医。日本医師会認定産業医
趣　味	旅行
モットー	“治療を行う場所”というより“元気になる場所”に

●院長の横顔

実家は岡山市に本社がある老舗醤油会社キミセ醤油（株）だが、母方の祖父が医師で、幼少期からその姿を見て「人を助けたい」との思いを持っていた。

患者の全身をトータルで診ていきたいとの思いから内科を志し、長年勤めた日本鋼管福山病院では内科疾患治療に力を注ぎ、愛着のあった福山市東部で開業医に。「昔からの住宅が立ち並ぶこの辺りは、高齢化が進んでいます。少しでも地域の医療に貢献できれば」と話す。穏やかな口調とやさしい人柄で、気軽に相談しやすいとの声も多い。

●院長からのメッセージ

糖尿病は、名前はよく聞く病気ですが、自覚症状がほとんどありません。定期健康診断をきちんと受け、異常を指摘された場合は放置せず、早急に受診してください。糖尿病に限ったことではないですが、治療は始めるのが早ければ早いほどいいです。小さなクリニックですが、一人ひとりに対して丁寧に対応します。

内科・胃腸内科・肛門外科 他

福山市宝町

一般疾患から専門的疾患まで、さまざまな相談に対応

にしえクリニック

西江 学 院長

特色

・気軽に健康相談ができる「町のお医者さん」
・福山駅前に位置しアクセスが便利
・消化器専門医として多くの治療に携わってきた経験豊富な医師による診療

福山市宝町 5-25　TEL 084-931-3223
H　P　http://nishie-clinic.com/
駐車場　7 台

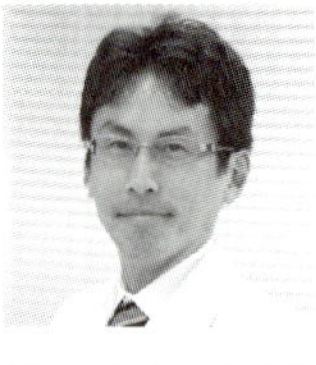

診療時間	月	火	水	木	金	土	日
9：00 ～ 12：30	○	○	○	○	○	○	休診
15：00 ～ 18：00	○	○	○	休診	○	休診	休診

＊祝日は休診

診療科目	診療・検査内容
内科	一般的な内科疾患、アレルギー疾患、生活習慣病、内分泌、骨粗しょう症、腰痛、泌尿器疾患など
胃腸内科	消化管と肝臓・胆のう・膵臓などに生じる病気、胃腸炎、胃十二指腸潰瘍、悪性腫瘍、ポリープなど
外科	創傷処置、外傷、外来小手術、巻き爪、魚の目、ひょうそ、鼠径ヘルニア・胆石・痔などの手術相談など
肛門外科	痔核・裂肛・痔瘻・肛門周囲膿傷など
特記ポイント	胃・大腸内視鏡検査、超音波検査、レントゲン検査なども随時実施

クリニックの概要

●診療科目と領域

消化器専門医として、さまざまな治療に携わってきた。その専門性を生かし、がんや胆石、痔核《じかく》など、外科治療が必要な疾患の相談にも対応している。風邪やアレルギー、生活習慣病といった身近な疾患から健康診断・健康相談まで、幅広い診療・検査を行っている。

●診療ポリシー

「患者さんの自分らしい生き方を手助けすること」を、診療モットーとしている。「患者さん一人ひとりの思いを尊重したい」との思いで治療や経過についてリスクも含めてしっかり説明し、患者の希望に沿うように相談した上で、納得して治療を受けてもらうようにしている。

「自分が患者だったら、気楽に行けるような医院がいい」と考えて日常診療

クリニック・データ

沿革	1975年福山市元町に前院長の西江裕が「西江外科胃腸科」として開院し、1980年に現在の宝町に移転。2014年4月より現院長に継承と同時に「にしえクリニック」に改称し、現在に至る
実績	内視鏡検査／約700件（年間）
連携病院	福山医療センター、福山市民病院、中国中央病院、福山循環器病院、脳神経センター大田記念病院など

に従事している。「勤務医として自分の専門領域を集中的にやることにもやりがいを感じていました。さらに、その専門性を生かしながら開業医として幅広い疾患を診ていくことで、皆さんが健康に生きていくための身近なサポーターになれていると感じています。また、診察のついでに、ご家族の病気について相談を受けることも多いですよ」と、クリニックの特徴について説明する。

来院者の年齢層は幅広く、オフィス街に立地していることもあり「職場から近いから」という理由で、来院する人も多いという。来院したことのある人たちの口コミで、尾道や笠岡などの遠方から受診に来る人も増えているそうだ。

専門である胃腸領域では、特に内視鏡検査の相談を受けることが増えているという。「がんに対する関心の高まりやインターネットの普及もあり、若い方が胃腸の不安で検査目的に受診に来られることも多くなっています」

同院には、さまざまな疾患の患者が来院している。専門分野だけでなく、どんなことでも、すぐに相談できる医院でありたいという。「どの診療科を受診すればいいか分からず、相談に来られる方もたくさんいらっしゃいます。体のことについて何か気になることがあったら、まずは相談してください」。そんな親しみやすさが、にしえクリニックの魅力である。

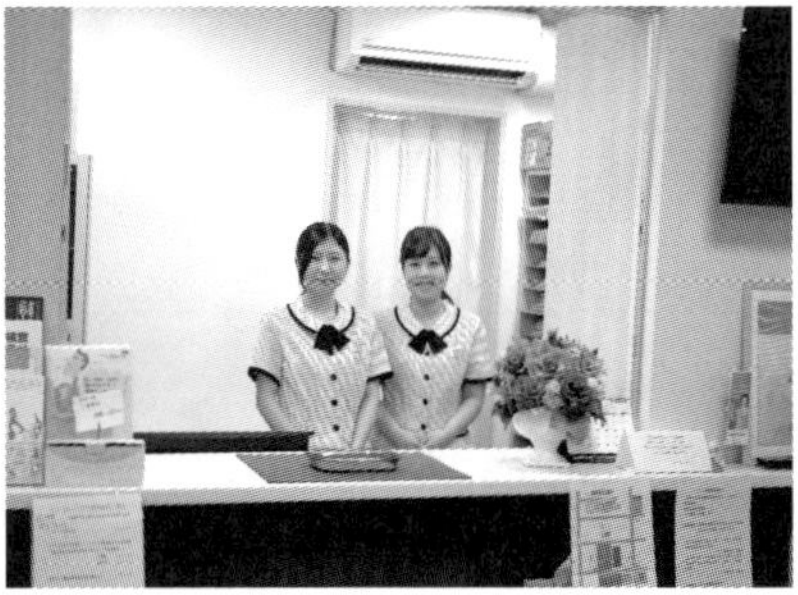
受付

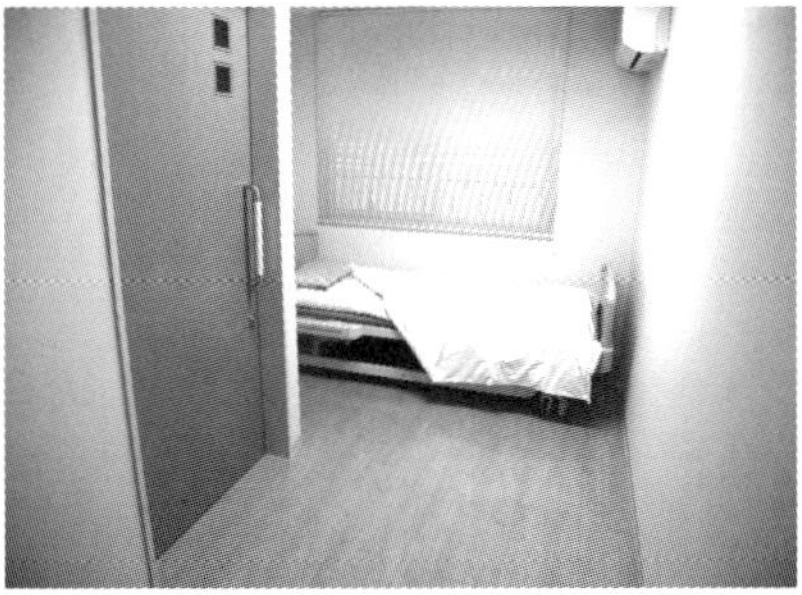
トイレ付個室（大部屋もあり）

西江 学
（にしえ・まなぶ）

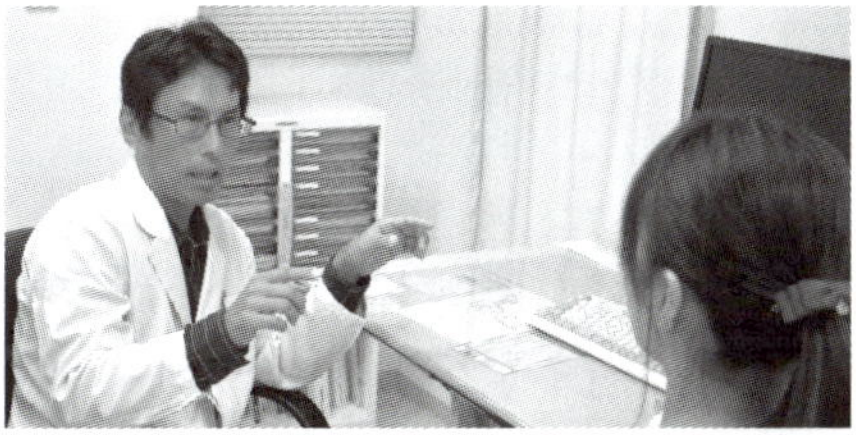

PROFILE

経　歴	福山市出身。広島大学附属福山中・高等学校卒業。1999年岡山大学医学部医学科卒業。同大学大学院修了・医学博士。国立岩国病院（現岩国医療センター）、高知県立中央病院（現高知医療センター）、岡山大学病院医員、福山医療センター外科医長を経て2014年4月より現職
資格・所属学会	消化器病学会専門医。消化管学会胃腸認定医・専門医。大腸肛門病学会専門医。H. pylori（ピロリ菌）感染症認定医。外科学会専門医。消化器外科学会専門医。がん治療認定医。消化器がん治療認定医。産業医。緩和ケア研修修了医
趣　味	テニス、読書、美術鑑賞、カープ観戦
モットー	患者さんの「自分らしい生き方」をサポートする

●院長の横顔

勤務医時代は消化器外科医として、数多くの手術やがん治療に携わってきた。「自分が患者だったら、健康や病気に対する不安も相談しやすいお医者さんに診てもらいたい」と父の仕事を引き継ぎ、クリニックを継承開院した。生まれも育ちも福山で、地域医療への思いが強い。親しみやすい人柄で、多くの患者に愛されている。

●院長からのメッセージ

当院は、スタッフも含めて話がしやすい雰囲気があります。高血圧、脂質代謝異常、糖尿病といった生活習慣病をはじめ、さまざまな疾患に対応しています。専門分野として胃腸疾患および検査として内視鏡、超音波の相談も多く受けています。どの診療科を受診して良いか分からないときも、まずは気軽にご相談ください。専門医による治療が必要だと診断した場合は、すみやかに連携病院にご紹介しています。

内科・外科・整形外科 他

福山市松永町

幅広い疾患に対応、手術・入院も可能な中核病院

西福山病院

杉原 正大 副理事長

特色

・内科や外科を主に、幅広い疾患の診療に定評のある地域密着型病院
・胃・大腸などの消化器疾患、肛門手術、内視鏡治療などに経験豊富な医師が対応
・2次救急指定病院として24時間・365日患者を受け入れ、リハビリ・デイケアにも注力

福山市松永町 340-1　TEL 084-933-2110
H　P　http://nishifuk.or.jp
駐車場　40 台

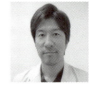

診療時間	月	火	水	木	金	土	日
9:00 ～ 12:30	○	○	○	○	○	◎	休診
14:00 ～ 18:00	○	○	○	○	○	○	休診

＊祝日は休診　◎土曜は9:00 ～ 13:00

診療科目	診療・検査内容
内科	生活習慣病を含む全ての内科疾患に対応
外科	胃がん、大腸がん、胆石症、鼠経ヘルニアなどの腹腔鏡下手術
胃腸科	胃がん、大腸がんの内視鏡検査・治療
肛門科	経験豊富な肛門診療・手術
整形外科	腰痛や関節痛など、骨折・変形性膝関節症などの手術、MRI検査
乳腺科	診断ソフト・認定医によるマンモグラフィー診断。乳腺超音波検査
皮膚科・泌尿器科・放射線科	大学病院専門医による診断・治療

病院の概要

●診療科目と領域

同院は、2次救急指定病院として24時間体制で患者を受け入れ、急性期・慢性期ケアミックス病院として122床の入院施設も完備。診療科も、内科・外科・胃腸科・肛門科・整形外科・皮膚科・泌尿器科・放射線科など多くの領域の患者に対応している。そして、高性能な医療機器も導入、大規模病院と同レベルの医療をめざして常に最新技術を追及している。

また、患者への負担の軽い腹腔鏡《ふくくうきょう》手術も導入し、早期の社会復帰を可能にしている。予約なしで外来受診・検査・入院ができ、さまざまな疾患を診療可能で、風邪などの軽症から緊急手術が必要な重症まで幅広く対応している。

●診療ポリシー

同院は、地域貢献を第一に考え、人道的人間的医療を追求。愛・信頼・技術・

病院データ

沿革	1981年杉原外科胃腸科肛門科開院（19床）。1988年杉原病院に（33床）。1999年70床。2001年「西福山病院」に改称。2009年福山市西町に分院「市役所通りクリニック」開院。2013年122床へ増床
実績	内視鏡検査／約1000件、全身麻酔／約120件（腹部手術50例中／腹腔鏡35件・整形外科70件）、肛門手術／約50例（各年間）
連携病院	福山市民病院、福山医療センター、大田記念病院、福山循環器病院、尾道総合病院、尾道市民病院、岡山大学病院など

奉仕をモットーに、地域住民に寄り添った医療を心がけている。常勤、非常勤を合わせて、約20人の医師・120人のスタッフが在籍。また、高性能MRIやマンモグラフィー読影ソフトなどの最新医療機器を導入し、大規模病院と同レベルの医療を追及。大学病院などとも密接に連携し、地域住民のかかりつけ医として、複数の医師による信頼・安心の医療を提供している。

外来は予約制ではなく、CT・胃カメラ・マンモグラフィーなどの検査も予約なしで可能。また、大規模病院では長期間待つこともある手術も、同院では早期に患者の都合に合わせて受けることができる。常に患者のことを第一に考え、受診する全ての人に満足してもらえるよう体制を整えている。

高齢社会の中「これからは『治す』医療だけではなく、『治し支える』医療が重要になる」との思いから、2018年より地域包括ケア病床の導入を予定。同院を中心とした地域包括ケアシステムの構築をめざしている。

杉原副理事長は、外科医として数多くの腹腔鏡手術を経験。消化器外科手術に経験豊富で内視鏡検査・治療を得意とし、総合診療にも精通している。

「患者さんには、丁寧でやさしく、温かい対応をいつも心がけ、心が通う地域に根ざした病院をめざしています。中規模病院ならではの、患者さんのご都合に合わせた柔軟な対応ができます」

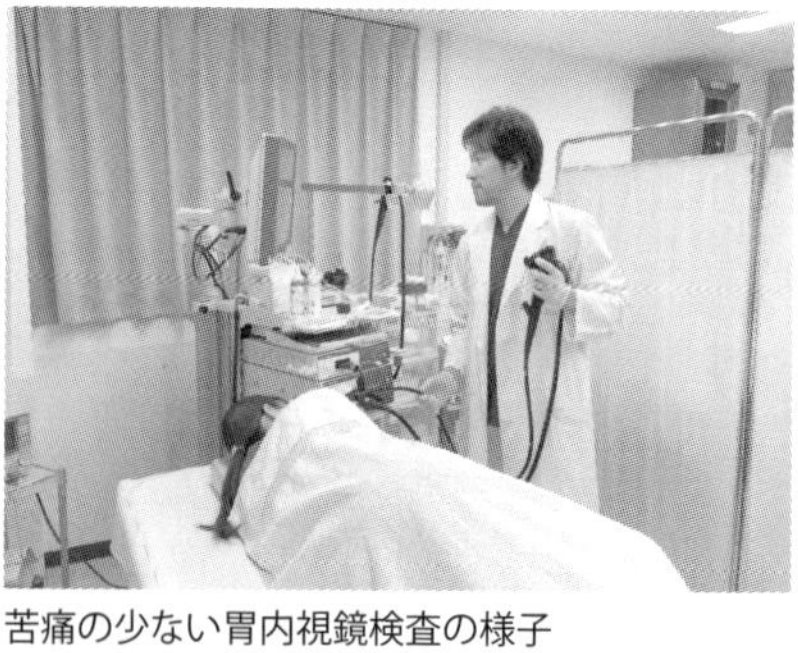
苦痛の少ない胃内視鏡検査の様子

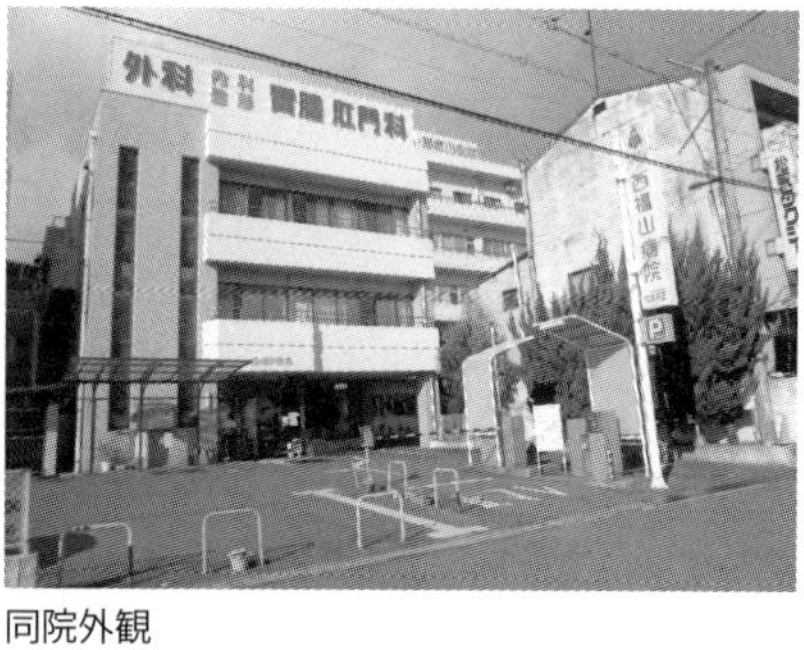

同院外観

杉原 正大
（すぎはら・まさひろ）

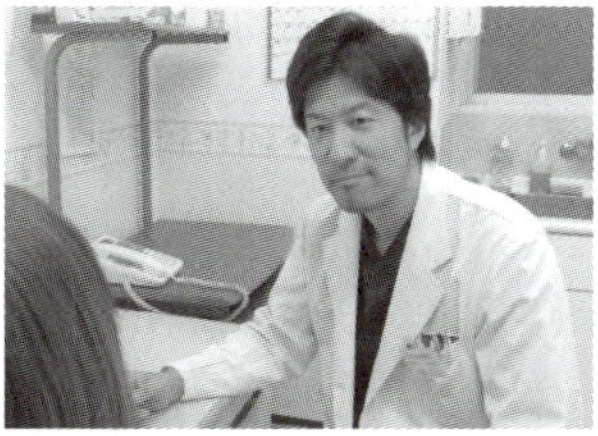

PROFILE

経　歴	1976年福山市松永町生まれ。2003年兵庫医科大学卒業。兵庫医科大学病院、宝塚市立病院、大阪中央病院などを経て、2009年岡山大学第一外科入局。広島市民病院，岡山大学病院勤務後、岡山大学大学院にて医学博士号取得。2014年西福山病院副理事長就任
資　格・所属学会	医学博士。外科専門医。消化器外科専門医・指導医。消化器がん外科治療認定医。がん治療認定医。マンモグラフィー読影認定医。日本外科学会。日本消化器外科学会。日本内視鏡外科学会など
趣　味	サッカー、ゴルフ
モットー	日々その瞬間、最善を尽くす

●副理事長の横顔

副理事長は「私が５歳のときに父が医院を開院し、幼少時より身を粉にして働く姿を見てきた。病院の横に住んで長期の旅行もせず、昼夜を問わず熱心に患者さんを診る父の姿を見るうちに、自然と自分も医師を志すようになった」という。外科的手技が好きで「病巣に直接働きかけて治療の手助けができるストレートな部分が性に合っている」と、迷わず外科を選択。現在は、本院と分院で外科医として日々診療にあたっている。

●副理事長からのメッセージ

生まれ育った松永で、地元の方々の健康のお手伝いができることに喜びを感じています。より地域に密着するために、2018年より地域包括ケア病床を導入予定です。他の病院での治療後の方、自宅で介護中の方、施設入所中の方などの急な病状変化にもすぐに入院対応が可能です。松永地区を中心とした地域包括ケアシステムを構築したいと考えています。手術・入院も可能な地域のかかりつけ医として、ご来院ください。CTなどの検査もすぐに可能で、小回りの効く使いやすい病院です。疾患によっては連携病院へ速やかに紹介いたしますので、どこに受診していいか分からないときにもまずは当院にご相談ください。

腎臓内科・透析内科・リウマチ科 他

福山市松永町

腎臓、人工透析を中心に温もりある医療を提供

はしもとじんクリニック

橋本 昌美 院長

特色

・笑顔の多いクリニックをめざし、アットホームで温かな医療を提供
・慢性腎《じん》不全患者への人工透析(腹膜《ふくまく》透析・血液透析)に定評
・患者の話をしっかりとヒアリングし、納得するまで丁寧に説明

福山市松永町 3-7-39-3　TEL 084-939-5552
H　P　http://www.hashi-cl.com/
駐車場　50 台

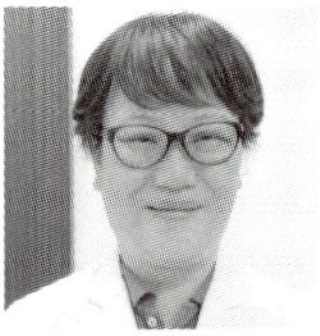

診療時間	月	火	水	木	金	土	日
9：00 ～ 12：30	○	○	○	○	○	○	休診
15：00 ～ 18：00	○	○	○	休診	○	休診	休診

＊祝日は休診　＊人工透析は、月～土の午前と月・水・金の午後

診療科目	診療・検査内容
腎臓内科	尿蛋白などの腎炎、慢性腎臓病（CKD）
透析内科(人工透析)	血液透析、腹膜透析
リウマチ科	関節リウマチ、悪性関節リウマチ、全身性エリテマトーデス、多発性筋炎・皮膚筋炎、全身性硬化症・強皮症、混合性結合組織病、シェーグレン症候群、膠原病など
アレルギー科	気管支喘息、アトピー性皮膚炎、花粉症など
内科	一般的な内科疾患、脳卒中、偏頭痛、生活習慣病、甲状腺疾患、内分泌疾患など
特記ポイント	CT検査、エコー検査、骨密度検査なども随時実施

クリニックの概要

●診療科目と領域

一般内科はもとより、高血圧・糖尿病・高脂血症といった生活習慣病から、甲状腺疾患をはじめとする内分泌疾患、腎臓、リウマチ・膠原病《こうげんびょう》、アレルギーまで幅広く診療。特に、慢性腎不全の患者への人工透析（腹膜《ふくまく》透析・血液透析）、腎炎・尿蛋白《たんぱく》など腎臓に関連のある病気の診断・治療に精通。慢性腎臓病（CKD）では、原因となった病気を診断し、科学的根拠に基づいた治療を実践。看護師や栄養士と連携し、栄養管理・生活指導も行う。リウマチ2人、甲状腺1人の非常勤医師が在籍し、専門性の高い治療が受けられるのも特徴。

●診療ポリシー

Smile（スマイル）、Make others happy（他人を幸せに）、At home（アットホーム）、Passion（情熱）の頭文字を取った「SMAP」を理念に掲げる橋本院長。

クリニック・データ

沿革	2011年開院。2017年に増築（透析患者が増えたため）。ベッド数が24床→45床と大幅に増加。1階に運動などのトレーニングスペースも新設
実績	血液透析／83人、腹膜透析／3人、リウマチ／約350人、高血圧／約600人、糖尿病／約450人（各2017年）
連携病院	尾道市立市民病院、JA尾道総合病院、福山市民病院、福山医療センター、川崎医科大学附属病院、岡山大学病院

その言葉通り、院内は明るく和やかな雰囲気で、スタッフの気さくな対応と笑顔が印象的だ。「『ここの看護師さんは技術もあるしやさしい』と患者さんからよく言われます。スタッフが褒められると自分もうれしくなりますね」

「話が不完全燃焼な状態で帰ることは良くない」と、患者の話をしっかり聞き、納得するまで丁寧に説明するのもポリシーの一つ。そのため、待ち時間が多少長くなることもあるが、診察に対する満足度は高いという。

同院があるのは、尾道市と福山市中心部の間に位置する福山市松永町。この地にクリニックを開いた理由は「近辺に人工透析のできる施設がなかったから」。院長が長年勤めていた尾道市立市民病院には、松永町から通院する高齢者も多かった。「患者さんから『通うのが楽になった』と言ってもらえると、ここに開院して良かったなあと思います」

人工透析は、血液透析・腹膜透析の2種類の治療を実施。血液透析に必要なブラッドアクセス*は近隣の専門病院に作成を依頼。腹膜透析に必要なチューブ挿入は尾道市民病院などに依頼したりと、他院との連携も欠かさない。血液透析の患者数は年々増加しており、空きのない時間帯もあるので透析スケジュールの確認が必須である。また看取りも行っており、24時間、電話で対応。気になることがあればすぐに連絡が取れ、患者自身や家族への安心に繋がっている。

＊ブラッドアクセス／血液透析のときに血液を出し入れする口のこと

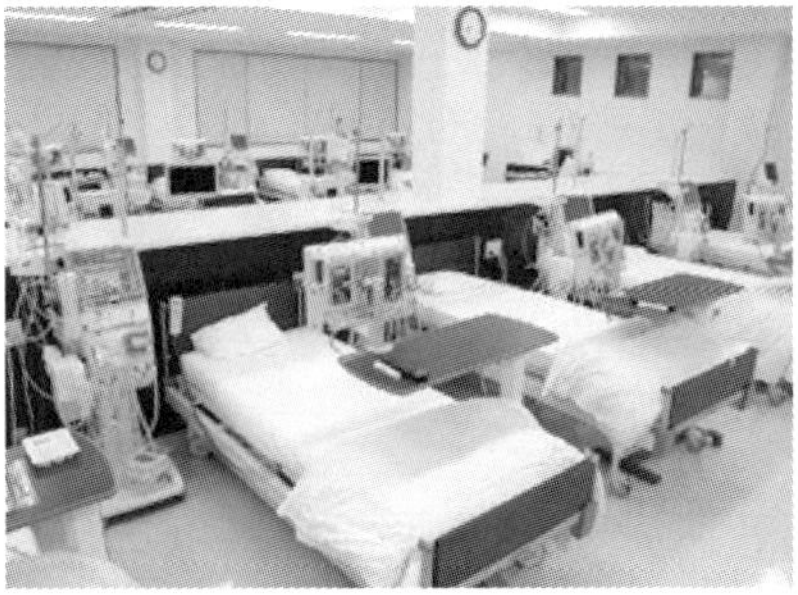
透析室の様子

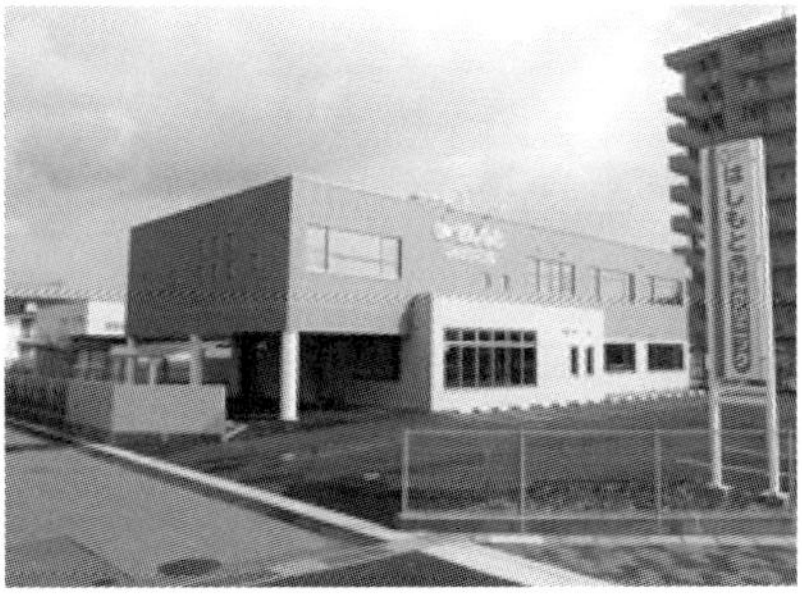

同院外観

橋本 昌美
（はしもと・まさみ）

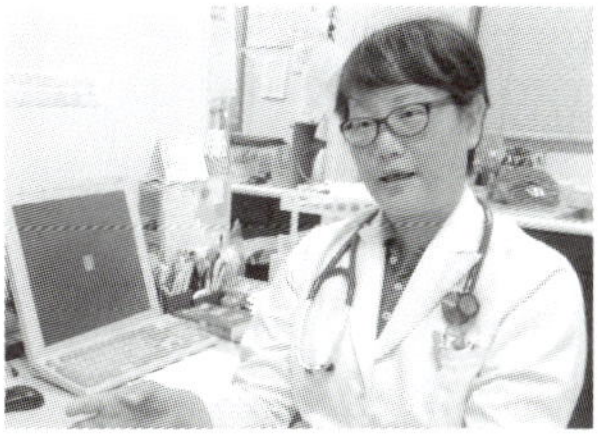

PROFILE

経　歴	1984年広島大学附属福山高校卒業。1990年徳島大学医学部卒業、岡山大学医学部第三内科入局。岡山大学病院、広島県厚生連府中総合病院（現府中市民病院）、尾道市民病院内科医長・腎センター長などを経て現職
資　格・所属学会	日本内科学会内科内定認定医、専門医。日本腎臓学会専門医。日本透析医学会専門医。日本リウマチ学会専門医。日本高血圧学会専門医。日本人間ドック健診専門医。日本甲状腺学会。日本内分泌学会
趣　味	カープ観戦、ライブに行くこと（サザンオールスターズ、ドリームズカムトゥルー、SMAPが好き）
モットー	患者さんを自分の家族だと思って診察する

●院長の横顔

幼い頃、喘息《ぜんそく》で体が弱く、病院によく通っていた。「先生に診てもらうと体が楽になった。自分も病気の人を助けたい」と、小学校低学年の頃には医師になることを決意。「患者の全身を診たい」との思いから内科医を選択した。

熱烈なカープファンで、待合室にはユニフォームや人形などカープ関連のグッズをディスプレイ。スタッフ、患者を含め50～60人でカープ観戦に行ったこともある。

●院長からのメッセージ

「患者さんを自分の家族だと思って診察する」をモットーに、もし自分の家族が同じ病気だったらどうするかと考えて診察をしています。気になること、思うことがあれば、遠慮なく言ってくださいね。

何でも相談いただけるクリニックをめざし、スタッフ一同、笑顔とおもてなしの心でお待ちしています。

内科・消化器内科・皮膚科

福山市横尾町

身近な相談相手・健康のスペシャリストに邁進

広畑内科・もり皮膚科

森 晶子 医師

特色

- 内科・皮膚科を併設、親子での連携診療に尽力
- ベテランスタッフが多く、家族のようなアットホームな雰囲気が評判
- 塗り薬の丁寧な説明・実演に注力（皮膚科）

福山市横尾町 1-21-8　TEL 084-955-5005
H　P　http://www.h-m-cl.com/
駐車場　15 台

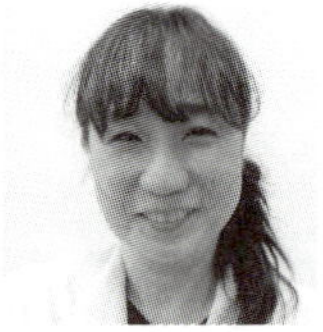

診療時間	月	火	水	木	金	土	日
9:00 ～ 12:30	○	○	△	○	○	◎	休診
15:00 ～ 18:00	○	○	休診	○	○	休診	休診

＊祝日は休診　△水曜午前は内科のみ（皮膚科休診）　◎土曜午前は9:00~13:00

診療科目	診療・検査内容
内科・消化器内科	胃潰瘍《いかいよう》、胃炎、風邪、生活習慣病などの一般内科疾患。各種予防接種、健康診断など
皮膚科	湿疹・虫刺され・いぼ・やけど・ニキビ・水虫などの身近な疾患、アトピー性皮膚炎・じんましんなどの慢性疾患、皮膚腫瘍《しゅよう》など
特記ポイント	内科・皮膚科で連携。女性医師が在籍。インターネットによる当日順番予約（皮膚科）。労災保険指定医療機関

クリニックの概要

●診療科目と領域

森医師が担当する皮膚科では、湿疹《しっしん》・虫刺され・いぼ・やけど・ニキビ・水虫などの身近な疾患から、アトピー性皮膚炎・じんましんといった慢性疾患、シミなどの老化に関連する疾患、皮膚腫瘍《しゅよう》まで幅広い病気に対応している。ホクロやおできの除去手術も行うが、範囲外の場合は近隣の形成外科や総合病院を紹介。

内科・消化器内科は、森医師の父親である廣畑院長が担当し、30年以上にわたって地域のかかりつけ医として愛されている。

●診療ポリシー

1983年の開院以来、健康に関する身近な相談相手として、またスペシャリストとして福山市横尾町・千田町を中心に、地域の役に立てるよう努めてき

クリニック・データ

沿革	1983年廣畑登が広畑内科開院。2013年皮膚科を新設、「広畑内科・もり皮膚科」に改称、院内も全面リニューアル
実績	患者数／平均1935人／月（2016年）
連携病院	福山市民病院、中国中央病院、福山医療センター、近隣の他科医院

た同院。皮膚科を新設し、リニューアルした後もポリシーは変わることなく、「地域にとって身近な存在でありたい」と考えている。

皮膚科の森医師が心がけているのが「薬の使い方や塗り方などの重要なことは、時間をかけて丁寧に行うこと」。病院に行ったら終わり、手術したら終わりではなく、患者が自宅で自ら行うことが多いのが皮膚科の特徴。

特に塗り薬は、量・回数・塗る範囲が難しく、きちんと理解していないと塗らなくなってしまうことにつながる。「塗り方にはコツがありますが、言葉だけではきちんと伝わりません。当院では、実演して塗り方をしっかり覚えてもらっています。適切に塗れば治りも格段に良くなりますよ」。患者からは「説明が分かりやすいので、ちゃんと塗るようになった」という声も多い。

住宅街に立地ということもあり、生まれたばかりの乳児から若いお母さん、開院当時から通う高齢者まで、幅広い年代の人が受診。「気軽に訪れてもらえるのが開業医の良さ。軟膏《なんこう》を塗る、傷を洗うといったちょっとした処置でも遠慮なく来てくださいね」と森医師。

10年以上勤務するスタッフが多く、家族のようなアットホームな雰囲気も魅力である。

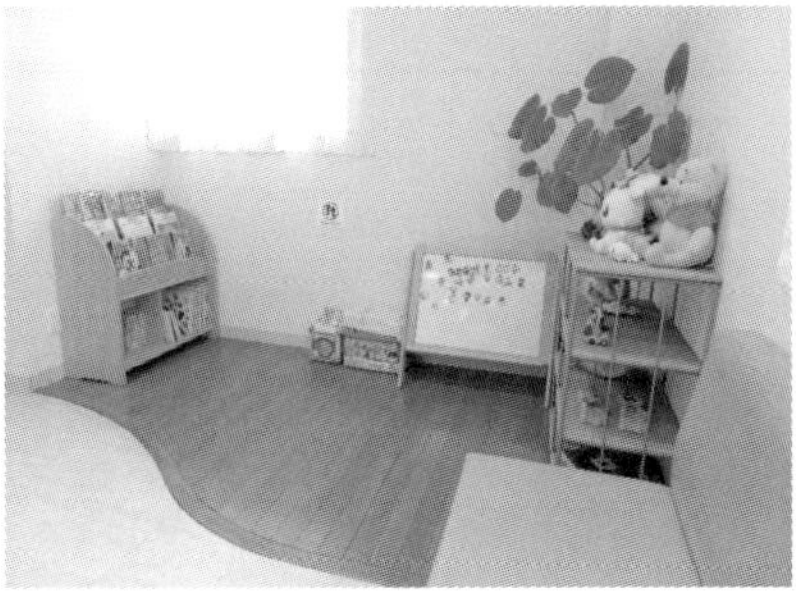

フローリングを敷いたキッズコーナー

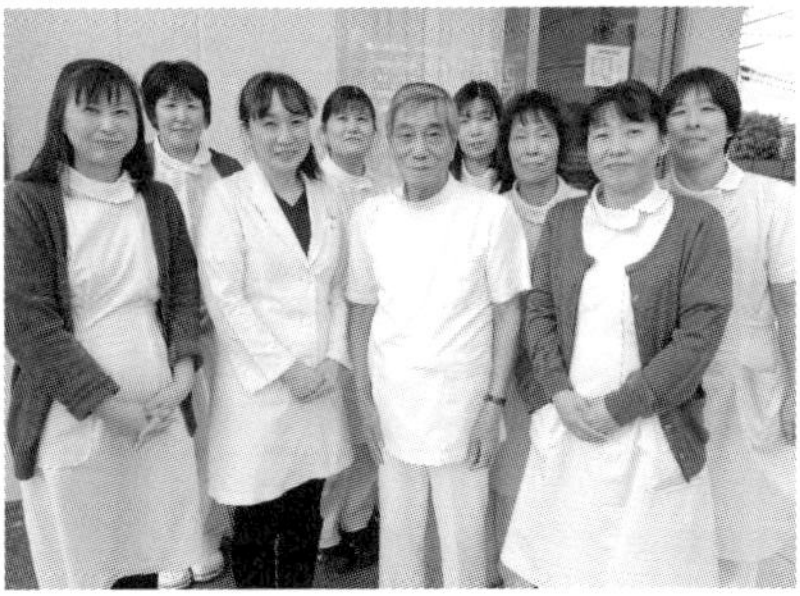

「スタッフは家族のような存在」と森医師

森 晶子
（もり・しょうこ）

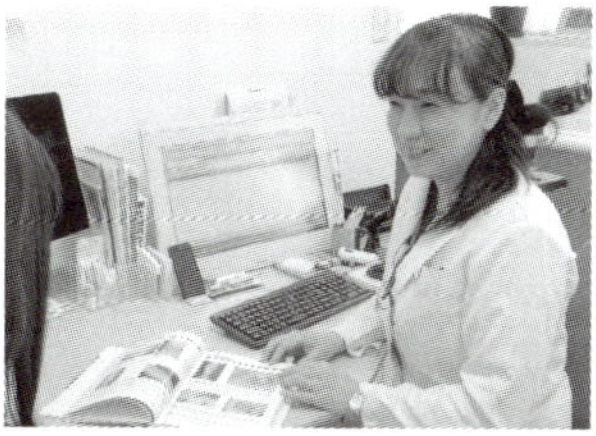

PROFILE

経　歴	1968年福山市生まれ。1993年広島大学医学部卒業。広島大学医学部附属病院、厚生連廣島総合病院、広島鉄道病院、浜中皮ふ科クリニックなどを経て、2013年同院着任
資　格・所属学会	日本皮膚科学会。日本臨床皮膚科医会。日本皮膚科学会認定皮膚科専門医
趣　味	カープ観戦、着物を着て外出すること
モットー	自分に正直に生きる

●医師の横顔

高校生のとき進路を決める際に「何か資格を身につけたい」と思った。祖父と父親が医師で、幼い頃から医療が身近にあったため、医療関連の職業をめざすことに。皮膚科を選んだ理由は、症状が目に見えるところと、治療において内科的・外科的アプローチの両方を行えるところに面白さを感じたから。

母親の介護を経験したことも、患者や要介護者の立場を知ることになり、視野を広げた。

●医師からのメッセージ

「皮膚の異常かな？」と思ったら、テレビやインターネットの不確かな情報に惑わされて悩んだり、自身で原因を決めつけたりする前に、専門家である皮膚科医にご相談ください。

患者さんのご家族に伝えたいのは、「掻《か》いちゃだめ」「触っちゃだめ」と患者さんを怒らないであげて欲しいということ。自分では薬を塗るのが難しい部分もありますので、大人であっても塗るのを手伝ってあげてくださいね。

耳鼻咽喉科・眼科・頭頸部外科

福山市沖野上町

最新・最適の感覚器医療を福山から発信

堀病院

（分院・耳鼻咽喉科東手城医院）

宇髙 毅 院長（分院・平木 信明 院長）

（※分院は１１１８～１１１９ページ掲載）

特色

・耳鼻咽喉科・眼科の高度な治療が同時に行える、中四国で数少ない専門病院

・高いレベルで幅広い手術に対応。年間総手術数は１４００件以上

・受付・検査・会計などのシステムの効率化を図り、病院の在時間の短縮に注力

福山市沖野上町 3-4-13　TEL 084-926-3387
H　P　http://hori.or.jp/
駐車場　87 台

診療時間	月	火	水	木	金	土	日
8：30 ～ 12：00	○	○	○	○	○	○	休診
15：00 ～ 18：00	○	△	○	△	○	休診	休診

＊祝日は休診　△眼科のみ火曜、木曜午後は休診

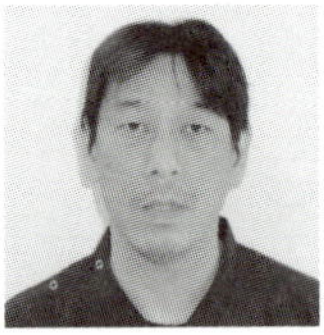

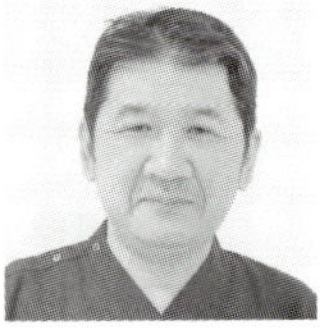

診療科目	診療・検査内容
耳鼻咽喉科	慢性中耳炎、突発性難聴、耳鳴症、めまい症、慢性副鼻腔炎（蓄膿症）、アレルギー性鼻炎、睡眠時無呼吸症、各種感染症など
眼科	眼科一般診療（結膜炎・白内障・緑内障・網膜疾患など）、眼鏡・コンタクトレンズ処方、視野検査、斜視検査など
頭頸部外科	頭頸部腫瘍など
特記ポイント	専門外来（無呼吸外来・補聴器外来など）、耳鼻咽喉科診療機器（4K内視鏡システム、手術用ナビゲーションシステム、耳鼻科用CT、神経刺激装置など）、眼科診療機器（加齢黄斑変性症治療用レーザー装置、共焦点走査型ダイオードレーザー検眼鏡、手術顕微鏡など）。一般病床35床

病院の概要

●診療科目と領域

同院は耳鼻咽喉科と眼科を併設し、国内では珍しい感覚器診療を専門とした病院。宇髙院長は耳鼻咽喉科を担当し、外来での治療を行うだけではなく、入院・手術でしか改善が見込めない疾患に対しては、積極的に入院・手術を行うように努める。中耳炎、蓄膿症《ちくのうしょう》、白内障などの各科単独の手術はもちろん、眼窩《がんか》骨折や鼻涙管閉塞《びるいかんへいそく》などの耳鼻咽喉科・眼科の境界領域の手術まで幅広く対応できるのが特徴。福山・尾三、岡山県西部などの近郊地域はもとより、広島市や愛媛県、山口県から通院する患者も少なくない。院長が力を注ぐのが「診察技術の向上」と「院内の滞在時間を短くすること」。滞在時間の長さは今の医療環境では大きな課題で、通院がおっくうになり治療が遅れる原因に。同院では、受付から会計までのシステムの効率化を図り、病院の滞在時間をできる限り短縮。独自に開発したアプリで簡単にインターネット予約ができ、スマホをかざすだけで受付が完了（診察券不要）。さらに、診察後に会計を待たずに帰宅が可能な「医療費後払いシステム（有料）」を中四国地方で最初に導入した。

病院データ

沿革	1976年11月耳鼻咽喉科医院開院。1981年増床・移転して「病院」に。2011年東手城町に分院「東手城医院」開設、法人を宇髙毅が継承。2014年11月新病院完成、徹慈会に改名(法人名)。2015年4月眼科開設。
実績	耳鼻咽喉科：鼓室形成術／62件、鼻内副鼻腔手術（内視鏡下）／316件、後鼻神経切断術／106件、唾液腺腫瘍摘出術／16件、声帯ポリープ切除術／17件など、眼科：硝子体手術／63件、PDT／60件、白内障手術／317件（全2017年）など多数
連携病院	福山医療センター、脳神経センター大田記念病院、福山循環器病院、福山市民病院

●診療ポリシー【堀病院（耳鼻咽喉科）／宇高院長】

「最新・最適の医療を迅速かつ安全に提供する」が宇高院長のモットー。学会にも積極的に参加し、最新の医療技術・医療機器を積極的に取り入れるよう心がけている。「地方の開業医は狭い世界に閉じこもりがちで、最新の医療から離れていく傾向にあります。しかし、それは当院を頼りにしていただいた患者さんに対して失礼なこと。可能な限り、あらゆる手段を使ってゴール（治癒）をめざした治療を行っていきたいと思っています」と語る院長。

耳鼻咽喉科の診療機器に関して近隣の大病院以上の機器を揃えている」と自負する院長。２０１５年に導入した４Ｋ内視鏡システム（同院が日本初導入）は、クリアな画像で、細部にわたって正確・安全な手術を可能にした。ほかにも手術用ナビゲーションシステムなど、開業医では珍しい最新鋭の機器を多数備える。

全国の医師と協力しながら治療を進めていくのも同院の特徴。耳鼻咽喉科の常勤医師は３人だが、東京・大阪・福岡の第一線で活躍する医師に顧問を務めてもらい、手術の執刀も依頼している。「少人数の病院では、時間の経過とともに、技術向上が滞りがちになる可能性が高いです。ですから、外部の医師たちとお互いに常に刺激し合いながら、医療技術の向上に努めています」

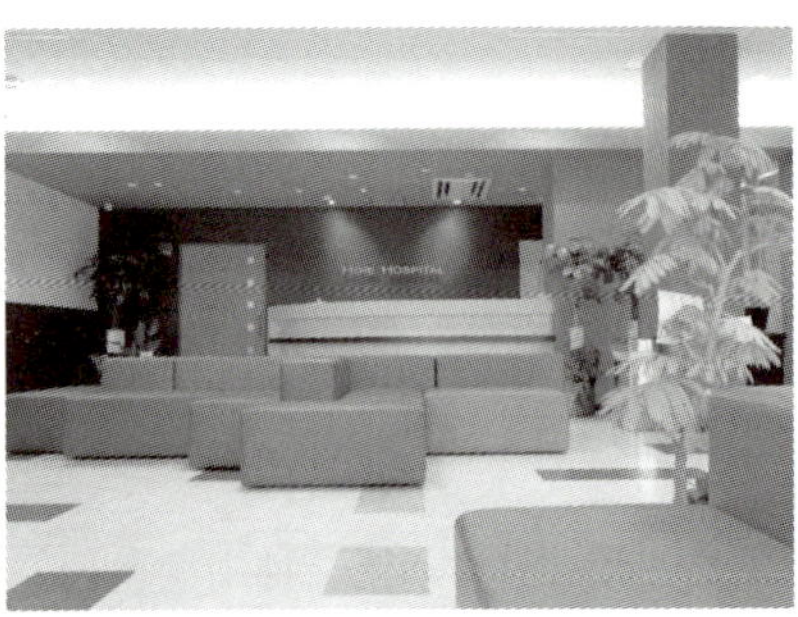

高級ホテルのような洗練された空間

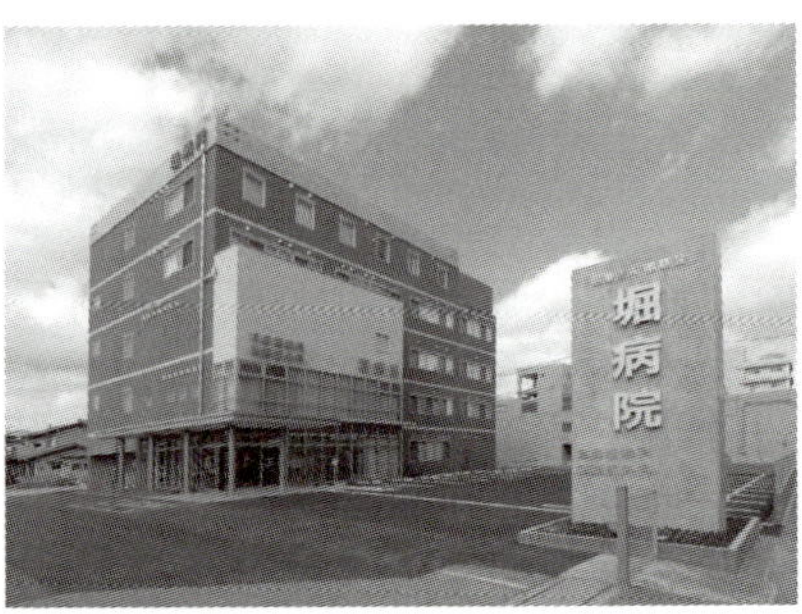

耳鼻咽喉科で病院という形態は全国で５院のみ

宇髙 毅
（うだか・つよし）

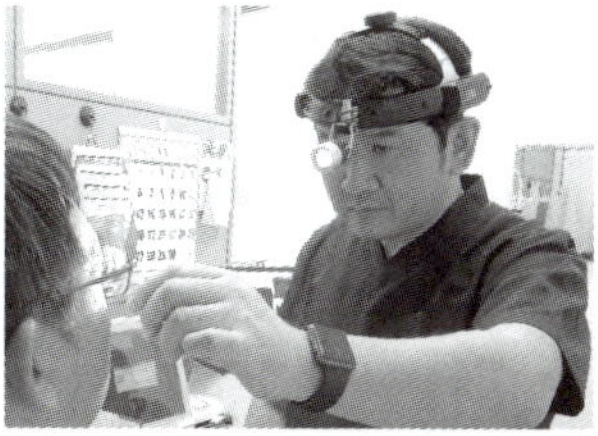

PROFILE

経　歴	愛媛県今治市出身。愛光高校卒業。1996年産業医科大学医学部卒業。産業医科大学助教、九州労災病院耳鼻咽喉科部長、熊本労災病院耳鼻咽喉科部長を経て、2010年10月同院赴任。2011年4月院長・理事長就任。得意分野は慢性中耳炎、慢性副鼻腔炎（蓄膿症）、アレルギー性鼻炎に対する手術治療
資　格・所属学会	耳鼻咽喉科専門医。補聴器相談医。日本耳鼻咽喉科学会。日本鼻科学会。日本耳科学会。耳鼻咽喉科臨床学会
趣　味	おいしいものを食べること、読書
モットー	最新・最適の医療を、迅速かつ安全に提供する

●院長の横顔

子供の頃から大きな建築物に興味があり「橋を造ったり、トンネルを掘ったりする仕事に就きたいな」と思っていた。あるとき、橋やトンネルを造る人の健康管理も重要な仕事だと気付き、働く人を支える医師（産業医）をめざすことに。

耳鼻咽喉科を選んだのは、内科的・外科的要素の両方があり、メリハリがあるから。全く縁のない福山という土地に来て、2011年に同院を継承。当初は患者の紹介もほとんどなかったが、地域医療に貢献したいとの思いからさまざまな活動に参加。現在では、耳鼻咽喉科・眼科を合わせて年間1000件以上の紹介を受けるまでになった。（※紹介件数：耳鼻科／653件、眼科／360件）

●院長からのメッセージ

当院は、最新鋭の設備と高い技術を持つ医師を集め、一開業医でありながら、大学病院などと同レベルの検査・手術・治療を実現しています。

病院に行くとなると待ち時間もハードルになりますが、当院ではできる限り病院の滞在時間を短縮する体制を整えています。ちょっとした変化や心配事があれば、躊躇《ちゅうちょ》することなく早めに受診してください。

●診療ポリシー【東手城医院（耳鼻咽喉科・アレルギー科）／平木分院長】

同院は、子どもから高齢者まで地域の人々が、安心して受診してもらえるような地域医療に尽力している。

耳鼻咽喉科は、耳・鼻・咽喉《のど》の病気を診療するが、患部が外から見えない場所のため、病状がなかなか理解しづらい特徴がある。同院では、電子ファイバースコープなどで観察した所見や画像を、一緒にモニターで確認することにより、できるだけ病気の理解を深めてもらえるように心がけている。実際に見て確認してもらうことや充分な説明などで、納得・安心してもらい、治療根拠のある診療の提供をめざしている。

また、堀病院（本院）のサテライトクリニックであるため、手術や緊急な入院治療などが必要な場合でも、本院と連携して迅速に対応することが可能であり、患者の安心につながっている。

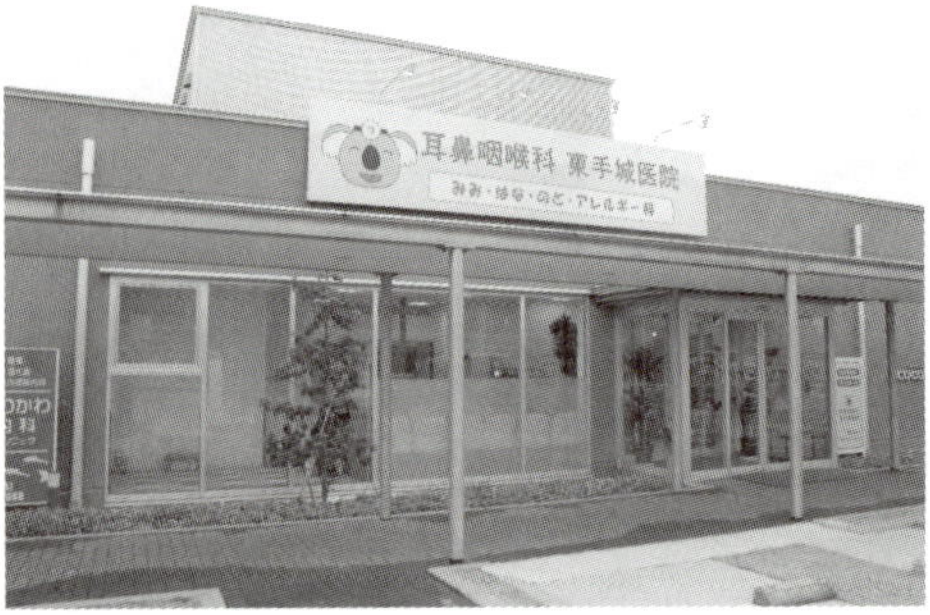

東手城医院の外観

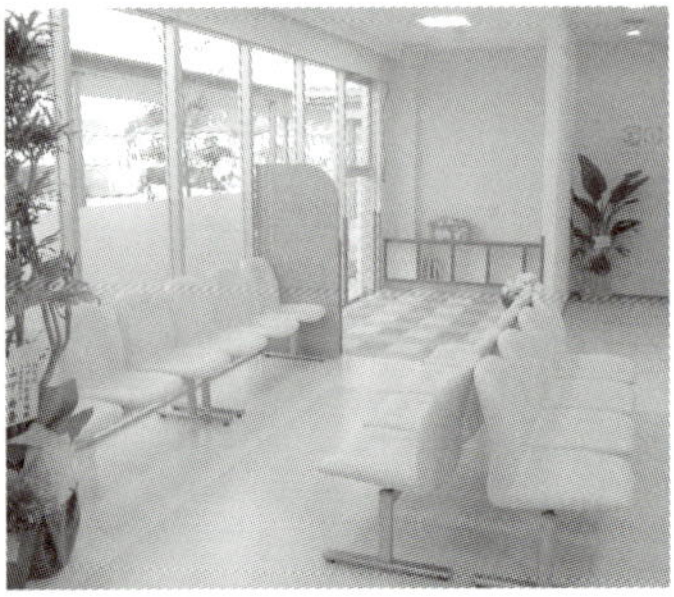
東手城医院の待合室

福山市東手城町 1-3-11　TEL 084-983-3341
H　P　http://www.healthcare-mall.jp/shisetsu/higashiteshiro.html
駐車場　250 台（ヘルスケアモール内）

診療時間	月	火	水	木	金	土	日
9：00 ～ 12：15	○	○	○	休診	○	○	休診
15：00 ～ 18：30	○	○	○	休診	○	休診	休診

＊祝日は休診

平木 信明
（ひらき・のぶあき）

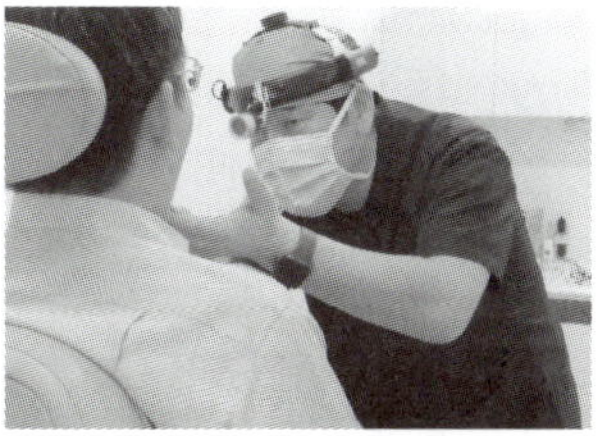

PROFILE

経　歴	福岡県北九州市出身。福岡県立小倉東高校卒業。1999年産業医科大学医学部卒業。産業医科大学助教、北九州市立八幡病院、和歌山医科大学耳鼻咽喉科、九州労災病院、浜松労災病院、熊本労災病院を経て、2011年2月東手城医院院長、2014年4月医療法人徹慈会副理事長就任
資　格・所属学会	耳鼻咽喉科専門医。補聴器相談医。日本耳鼻咽喉科学会。日本鼻科学会。日本耳科学会
趣　味	サイクリング、読書
モットー	患者さん各々に合わせた、最適な治療の提供を心がける

●分院長の横顔

小学生のときに、父親が脳腫瘍《のうしゅよう》（聴神経腫瘍）の手術を行ったことをきっかけに医師を志す。耳鼻咽喉科医を選択したのも、そのときの影響が大きかった。

大学卒業後は、北九州市で小児患者が最も多い八幡病院で、小児耳鼻咽喉科疾患の治療に携わり、和歌山県立医大では中耳炎の研究を行う。また、大学病院や労災病院などで耳鼻咽喉科全般の手術などの研さんを積むとともに、鼻閉と睡眠障害、アレルギー性鼻炎の関連についての調査・研究などを行う。

2011 年に福山地区に着任。「今までの経験を生かして、福山や近隣の地域医療に貢献したい」と、堀病院（本院）と連携しながら診療を行っている。

●分院長からのメッセージ

患者さんにとって最適な医療を提供できるよう心がけています。できるだけ最新の情報を入手し、根拠のある治療を行いたいと思います。また、必要な検査や治療はしっかり行う一方で、通院が無駄に長引かないようにしたいと考えています。何気ない些細なことでも構いません。お気軽に相談してください。

眼科

福山市神辺町

高度で質の高い温かみのある眼科医療を地域に提供

みはら眼科

三原 研一 理事長

特色

・白内障手術は年間1600件以上の実績、手術治療に重点的に取り組む
・多焦点眼内レンズを用いた白内障手術において、福山地域初の先進医療施設に認定（2011年）
・女性医師も3人在籍、安心の医療体制

福山市神辺町新徳田 2-309　TEL 084-960-5525
H　P　http://www.miharaganka.info
駐車場　70 台

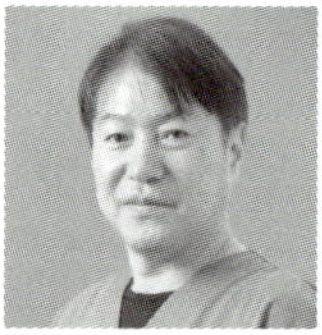

診療時間	月	火	水	木	金	土	日
9：00 ～ 12：00	○	○	○	○	○	○	休診
14：00 ～ 18：00	○	○	○	○	○	休診	休診

＊祝日は休診

診療科目	診療・検査内容
眼科	眼科診療全般、眼科手術全般（白内障・網膜硝子体・緑内障各手術、涙道内視鏡・眼瞼各手術など）、屈折矯正治療（レーシック、ICL、オルソケラトロジーなど）、円錐角膜治療、ボトックス注射など
特記ポイント	開院以来、白内障・硝子体各手術などの先進医療を含む高度な眼科手術を行っており、増加する手術希望の患者に対応。地域初の先進医療施設に認定され、女性医師3人を含む、約10人の医師による診療を提供。白内障手術が主だが、網膜硝子体・緑内障各疾患などの治療にも積極的。ほかには涙道疾患や眼瞼形成治療にも尽力

クリニックの概要

●診療科目と領域

三原理事長は目の専門医として、白内障・緑内障・網膜硝子体《もうまくしょうしたい》・屈折矯正・円錐角膜《えんすいかくまく》などの治療や手術を得意分野としている。多焦点眼内レンズを用いた白内障手術では、この地区で初めて先進医療認定施設となった。最新医療設備の導入を図り、各医師がそれぞれの専門領域での研さんを重ねることで、患者に信頼され、安心できる医療の提供に努めている。

●診療ポリシー

同院は、開業以来「温かく高度な眼科医療を地域に」を理念に、年々進歩していく眼科医療を実践するため、クリニックレベル以上の医療設備を備えてきた。また、患者との距離が近くて小回りの利くクリニックの特徴も生かし、患者本位の治療を心がけている。

クリニック・データ

沿革	2001年12月みはら眼科開院（神辺町）。2017年1月みはら眼科みなみざおうクリニック（南蔵王町）開院
実績	白内障手術／約1650件（多焦点約100件）、硝子体手術／100件、硝子体注射／約370件、緑内障手術／15件、眼瞼形成手術／約80件、網膜光凝固術／約330件、涙道手術／約20件（全て2017年度）
連携病院	福山市民病院、岡山大学病院、広島大学病院、川崎医科大学附属病院、倉敷中央病院

現代の情報化社会においては、「見える」ということは非常に大切であり、今後の高齢社会においても、高齢者が自立して生活していくためにも重要である。逆に「見えない」ということは、認知症の悪化などにもつながると考えている。そのため、患者の要求も多様化してきている中、医師の治療次第で患者の人生が左右されるだけに責任は重いが、逆に眼科医療従事者の誇りでもあると捉えている。

近年の眼科治療の進歩は、医療機器の進歩に追うところが大きい。同院では、常に可能な限り最新・最高機能の医療機器を導入している。また、実際の診療では、患者の声に丁寧に耳を傾け、治療方針については「自分の家族に行う」つもりで患者と相談の上、最善の治療方針を決定するよう心がけている。

同院は、眼科医約10人・スタッフ約50人の体制で本院・分院の診療業務にあたり、女性医師3人も在籍。本院内にはスタッフの子どもたちのために託児施設もある。スタッフにも眼科知識は重要であるとの考えから、ミーティングや勉強会で技量・知識の向上に努め、行事などで意思の共有を図っている。院長自身も、積極的に学会・講演会に出席したり発表を行うなど、研さんを積んで治療に生かしている。

本院には入院設備はあるものの、基本的には外来治療（手術）が中心のため、長期の入院治療などは他院との連携も行っている。

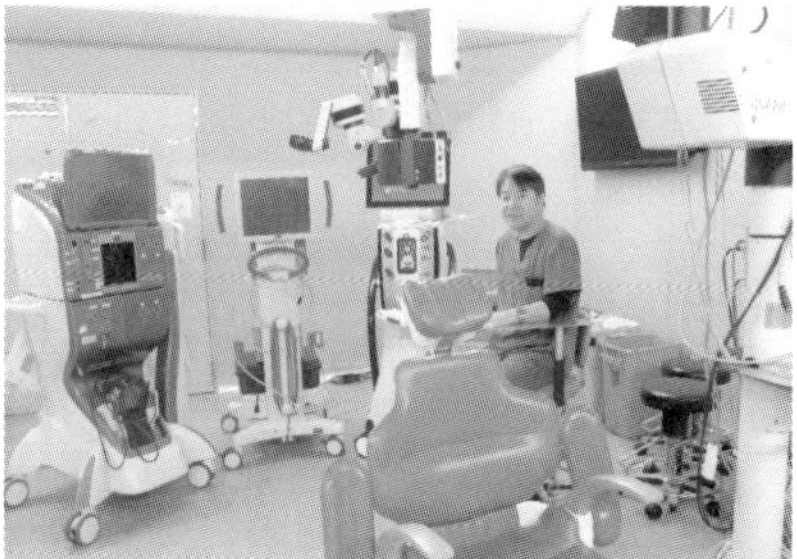

最新の治療・手術機器を備える

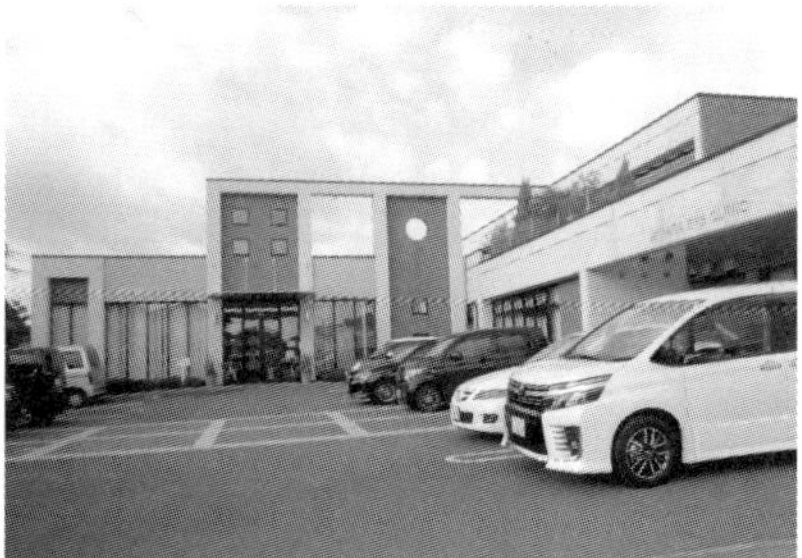

広い駐車スペースで通院も安心

三原 研一
（みはら・けんいち）

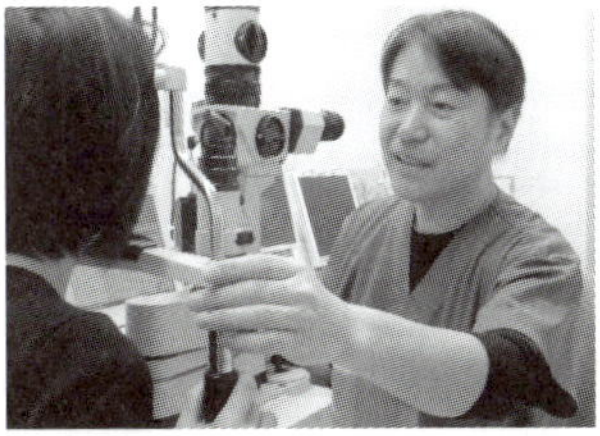

PROFILE

経　歴	1967年広島県神石高原町生まれ。1992年高知医科大学卒業、岡山大学眼科入局。共済組合連合会高松病院医長、川崎医科大学附属川崎病院副医長などを経て、2001年12月みはら眼科開院。2017年1月みはら眼科みなみざおうクリニック開院
資　格・所属学会	眼科専門医。日本眼科学会。日本眼科手術学会。日本網膜硝子体学会。日本白内障屈折矯正手術学会。日本斜視弱視学会。日本角膜学会。日本涙道涙液学会。抗加齢医学会。ＰＤＴ、ＢＯＴＯＸ、ＩＣＬなどの眼科医療各ライセンスを取得
趣　味	スキューバダイビング、スキー、スノーボード
モットー	一期一会。ピンチの横にチャンスがある

●理事長の横顔

医師を志したのは「父が外科開業医で、幼少時より身近で父の背中を見て育ってきたため、医師の道を志そうと自然と思ったから」だという。院長自身も近視乱視が強く、眼鏡が必要だったこともあるが、眼科医の先生の人柄に惚れて眼科に進んだという。医師としては、理想と現実のはざまで悩むことも多いが、手術した患者からの労いや感謝の言葉に励まされ、あきらめず挑戦し続けている。

●理事長からのメッセージ

人生 90 年時代に突入しました。その中で有意義な人生を過ごしていただくためには、より良い視機能を維持していくことが大事なことと考えています。眼科治療は日進月歩ですが、現在でも治癒困難な疾患はあります。そうした疾患に関しては、長い人生でそれを受け入れて、上手に付き合っていく考え方も大事だと考えます。

私たち医師は、それらを自身のこととして考えて、患者さんに寄り添った治療をしていきます。ご家族の方の手助けも多々必要です。ともに頑張りましょう。異常があるときは、早めに信頼できる眼科を受診してください。

胃腸科・内科・放射線科

福山市霞町

3人の専門医による質の高いチーム医療を提供

宮崎胃腸科放射線科内科医院

戸田 博之 院長　戸田 潤子 医師

特色

- 放射線科・消化器外科・消化器内科の各専門医が、一人の患者を各視点から診療
- 胃・大腸内視鏡、腹部超音波、CT、ピロリ菌などの検査実績が豊富
- 検査で異常がない場合でも症状の存在を重視して、苦痛を緩和することに注力

福山市霞町 2-4-3　TEL 084-932-2485
H　P　http://www.uruoikai.jp/
駐車場　25 台

診療時間	月	火	水	木	金	土	日
9：00 ～ 12：00	○	○	○	○	○	○	休診
14：00 ～ 18：00	○	○	○	休診	○	休診	休診

＊祝日は休診

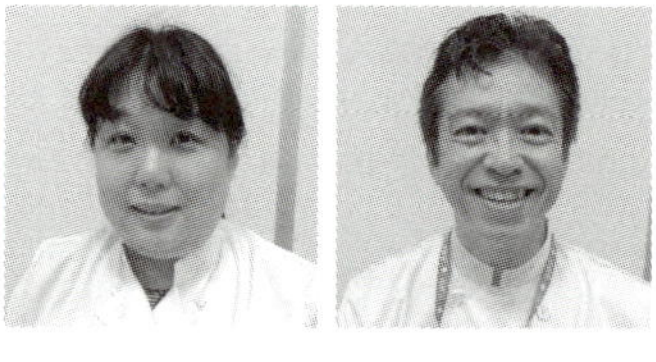

診療科目	診療・検査内容
胃腸科	胃・大腸内視鏡検査、超音波検査、ピロリ菌検査など
内科	各種血液検査、肺機能検査、心電図、脈波検査、禁煙治療など
放射線科	全身CT検査、胃・大腸レントゲン検査など
特記ポイント	胃腸疾患の内視鏡検査が得意。大腸内視鏡は女性医師を希望することが可能。CTでは肝膵臓、肺の診断を実施。正しい診断を得るために機器の更新、充実にも努めている

クリニックの概要

●診療科目と領域

同院は、放射線科医（宮崎泰一名誉院長）・消化器外科医（戸田博之院長）・消化器内科医（戸田潤子医師）の3人体制によるチーム医療を提供。それぞれの分野の専門医が話し合いながら、一人の患者を診療できるのが大きな特徴。生活習慣病や風邪などの一般的な内科疾患での来院に加えて、検診で胃腸・肝胆膵臓・肺の異常などを指摘されて検査に訪れる人も多い。大腸内視鏡は女性の潤子医師を希望することもできる。

●診療ポリシー

最新鋭の放射線診断装置を駆使し、がんの診断で名を馳せてきた宮崎泰一名誉院長が同院を開院して約40年。高度で質の高い医療を提供するとともに、地域のかかりつけ医としても愛されてきた。2003年には長女の潤子医師、夫

クリニック・データ

沿革	1978年宮崎泰一（前院長）が住友生命ビル（福山市霞町）に開院。1989年現在地に移転。2003年戸田博之、戸田潤子着任。2007年戸田博之院長、戸田潤子理事長、宮崎泰一名誉院長に改組し、現在に至る
実績	胃内視鏡検査／1701件、大腸内視鏡検査／551件、全身CT検査／1230件、超音波検査／1690件（各2016年）
連携病院	福山市民病院、福山医療センター、川崎医科大学附属病院、倉敷中央病院、福山循環器病院（心疾患）、大田記念病院（脳疾患）など

の博之院長が着任。それぞれの専門スキルを生かし、一人の患者に対して異なる領域の専門医が連携してアプローチするチーム医療を提供。3人の医師がディスカッションすることで、偏《かたよ》りのない診断や治療をめざしている。

「丁寧な問診で、患者さんにとって不快である症状をしっかりと把握。原因を明らかにするために、画像診断や血液検査を行います。当院には、胃腸・肝胆膵臓・肺の画像診断に必要な装置を十分に整備していますし、検査結果も分かりやすく説明しています」と博之院長。対処できない治療や検査が必要な場合は、迅速に希望の病院を紹介している。

検査で明らかな異常がない場合でも、診療を終了せずに真摯な姿勢で対応してくれることも、地域に支持される理由の一つ。「症状の存在を認めて、苦痛を緩和するように努力しています。ご希望があれば、自費診療でホメオパシー*も行っています」。博之院長、潤子医師ともに「日本ホメオパシー医学会認定医」「英国 Faculty of Homeopathy 認定医」の資格を持っているのも心強い。

また、スタッフの育成や教育にも力を注ぎ、院内の小勉強会では新しい知見を習得。専門性の高い消化器内視鏡技師が2人在籍しているのも、クリニックレベルでは珍しい。

＊ホメオパシー／ザムエル・ハーネマン（ドイツ）が19世紀初期に唱えた「同種療法」。

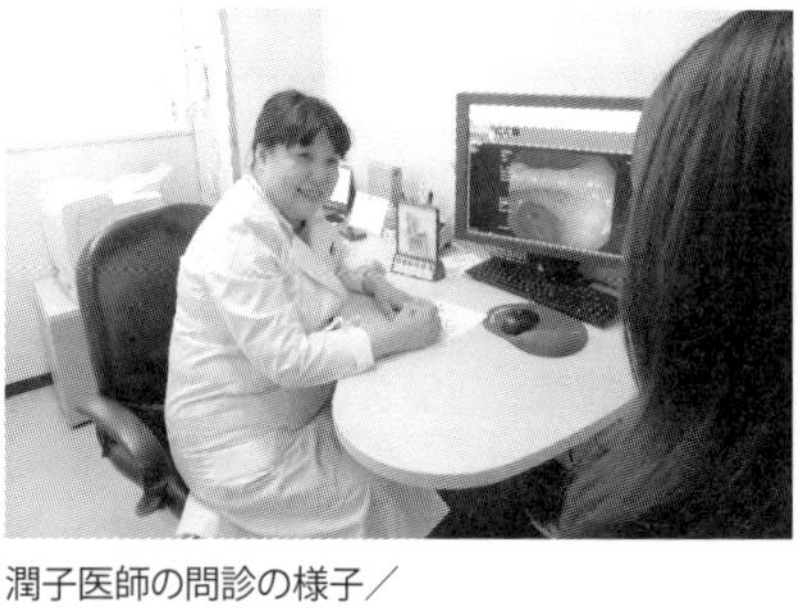

潤子医師の問診の様子／
女性患者から「相談しやすい」と評判

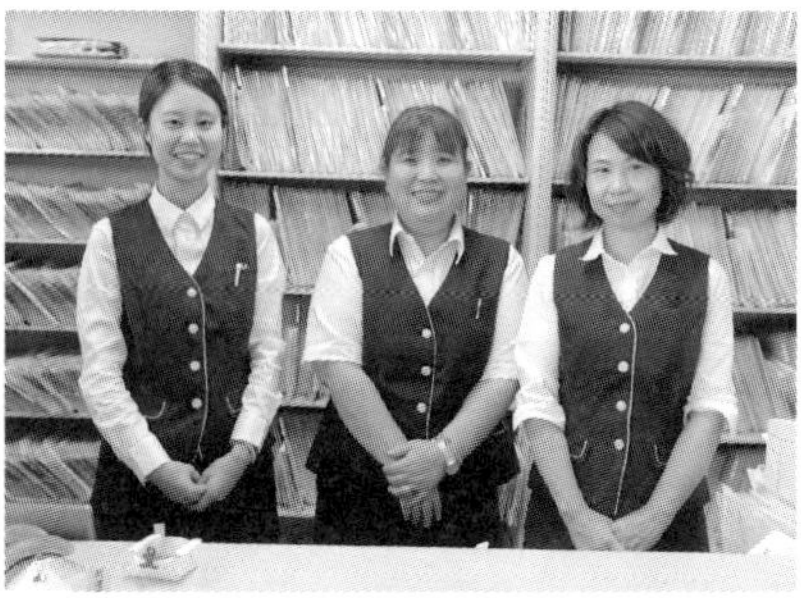

後ろにはカルテがずらり

戸田 博之（院長）
（とだ・ひろゆき）

戸田 潤子（医師）
（とだ・じゅんこ）

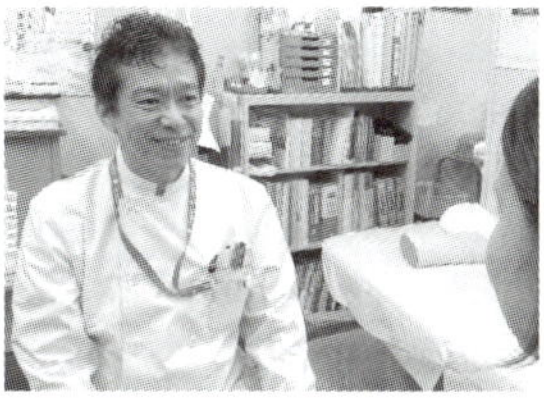

PROFILE

経　歴	福岡市出身。久留米大学医学部卒業。東京女子医大消化器病センター外科、広島大学放射線部助手、東広島医療センター放射線科医長などを経て、2003年同院着任。2007年より現職
資　格・所属学会	日本外科学会認定登録医。日本消化器病学会消化器病専門医。日本消化器内視鏡学会消化器内視鏡専門医。日本消化器外科学会認定医。日本医師会認定産業医。日本ホメオパシー医学会認定医など
趣　味	路上観察（街の眠そうな裏道を、雰囲気や光景を愛でながら散策）
モットー	4つのものは帰ってこない。口から出た言葉、放たれた矢、過去の生活、そして失った機会

●院長の横顔

外科医だった父親の背中を見るうちに、自然と医師に憧れるようになった博之院長。「腹痛などのありふれた症状から、胃炎やがんまで、幅広い病気を問診・触診・検査を駆使して診断できること」「内視鏡や手術など、治療の選択肢が多いこと」に魅力を感じ、消化器外科を選択する。

PROFILE

経　歴	広島市出身。広大附属高校卒業。東京女子医大医学部卒業。東京女子医大消化器病センター内科、防府消化器病センターなどを経て、1997年同院着任。2007年より現職
資　格・所属学会	日本内科学会内科専門医。日本消化器病学会消化器病専門医。日本消化器内視鏡学会消化器内視鏡専門医。日本医師会認定産業医。日本ホメオパシー医学会認定医など
趣　味	音楽鑑賞
モットー	人生に無駄なことはない

●医師からのメッセージ

「胃腸疾患を持つ患者さんの半分以上が、その原因が明らかでないとされています。異常がないと判明しても、症状を緩和するためにできるだけのお手伝いをさせていただきますので、遠慮なくご相談ください」（博之院長）

「病気は早期発見・早期治療が大切です。必要なときには検査を受けましょう。なお、当院では鎮静剤を使用せずに、コミュニケーションを取りながら内視鏡検査を行っています」（潤子医師）

皮膚科・アレルギー科・形成外科

福山市多治米町

「備後の役に立つ」を念頭に、地域医療に邁進

もりもと皮膚科クリニック

森本 謙一 院長

特色

・アトピー性皮膚炎、乾癬《かんせん》、慢性じんましんの治療に精通
・豊富な手術経験を基に、ホクロ・腫瘍《しゅよう》の切除などに対応
・患者の生活スタイルなどを考慮して、一人ひとりに適切な治療法を提案

福山市多治米町 5-23-30　TEL 084-982-7220
H　P　https://www.morimotohifuka.com/
駐車場　約 40 台（共用）

診療時間	月	火	水	木	金	土	日
9:00 ～ 12:00	○	○	休診	○	○	○	休診
15:00 ～ 18:00	○	○	休診	○	○	○	休診

＊祝日は休診　＊インターネットからの順番予約も利用可能（初診をのぞく）

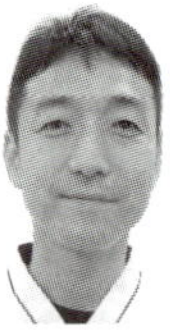

診療科目	診療・検査内容
皮膚科	湿疹・ニキビ・いぼ・水虫など皮膚科一般、慢性じんましん、乾癬、慢性皮膚疾患、AGA、円形脱毛症、難治性皮膚疾患、皮膚腫瘍など
小児皮膚科	小児皮膚疾患全般
アレルギー科	アトピー性皮膚炎、じんましん、アレルギー性皮膚疾患など
形成外科	外傷、やけどなど
特記ポイント	皮膚の悩み、困りごとは何でも対応

クリニックの概要

●診療科目と領域

広島大学病院時代にアトピー性皮膚炎を専門に診療や研究を行い、その後は乾癬《かんせん》の診療に注力した森本院長。診療内容は皮膚科全般にわたるが、特にアトピー性皮膚炎、乾癬、慢性じんましんを得意とする。

総合病院の皮膚科勤務医時代には多くの手術経験を積み、症例数は数えきれないほど。現在でも、ホクロや腫瘍《しゅよう》の切除など、小規模な手術には対応している。

●診療ポリシー

「備後の役に立つ」をモットーに掲げる同院。「スタッフ一丸となって、備後のために仕事をしたいと考えています。他の医療機関と連携をしっかり取り、力を合わせて、地域全体の役に立つことをめざします」と院長は熱く語る。

診療において心がけているのは、正確な診断をして適切な治療を行うこと。

クリニック・データ

沿革	2017年開院
実績	患者数／約3800人／ 2017年4 ～ 10月
連携病院	福山医療センター、福山市民病院、中国中央病院、JA尾道総合病院、川崎医科大学附属病院、広島大学病院、岡山大学病院など

科学的根拠に基づいた全国標準・世界標準の治療を提供し、独りよがりにならないよう気を付けているという。「皮膚の病気は、継続的な治療が必要なものが多く、続けていかないと意味がありません。当院では、患者さん一人ひとりの生活スタイルなどを考慮して、無理のない治療法を提案しています」。そのため、診察時間を長めに取り、しっかりとしたヒアリングを行う。

皮膚疾患の基本となる治療法が、皮膚に軟膏《なんこう》やクリームを塗布する外用療法である。同院では「適切な薬を、適切な量、適切な方法で塗る」ことを重要と考え、外用薬の塗り方を細かく丁寧に指導している。

「『他院で何年も治らなかったのに、ここに来て良くなった』と喜んでくださる患者さんも多いですが、今までの薬が適切でなかったり、塗り方が不十分だったりということも。分からないときは、遠慮なく何度でも聞いてくださいね」。外用療法で効果が出なかった場合は、光線治療や新しい薬剤へとシフトし、症状をしっかりコントロールしていく。

また、木を基調としたやさしい雰囲気の院内は、緊張感が和らいでリラックスできると評判。子連れでも快適に過ごせるよう、キッズスペースやおむつ交換台も設置している。

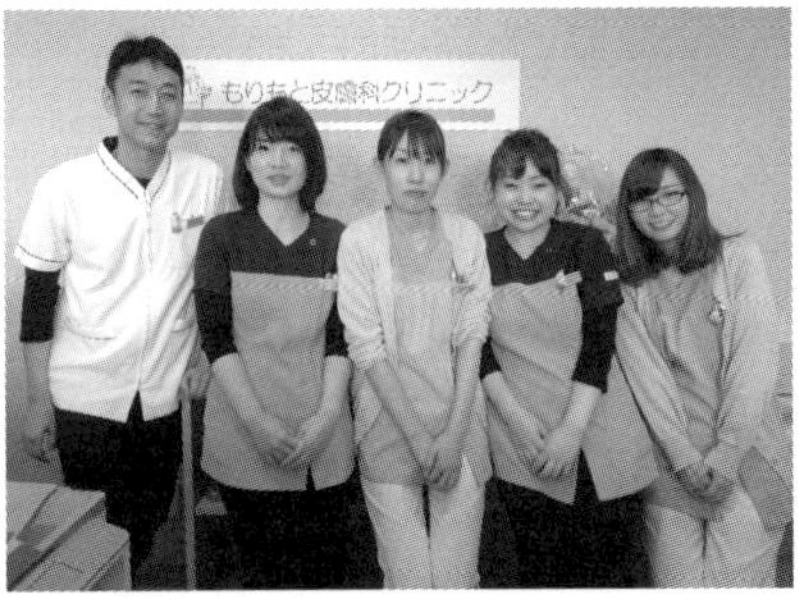

明るい笑顔と親しみやすい雰囲気が魅力

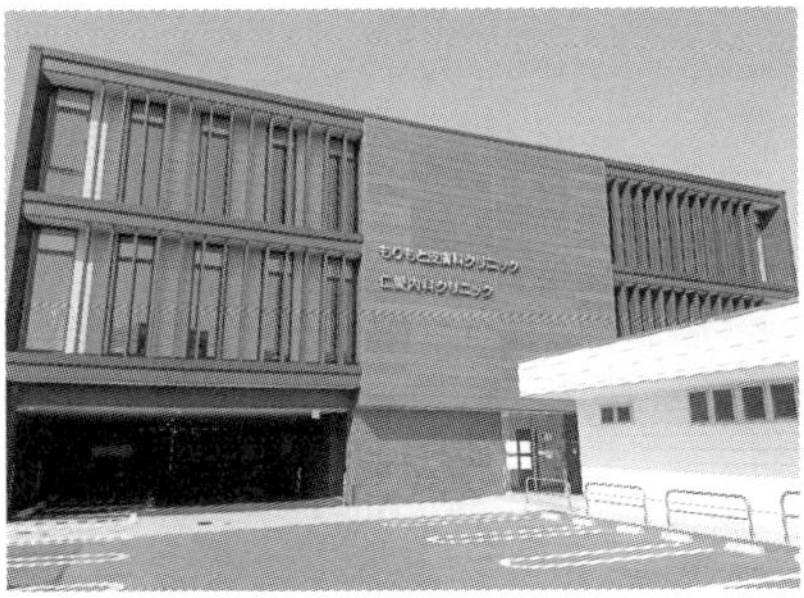
フレスタ多治米店に隣接

森本 謙一
（もりもと・けんいち）

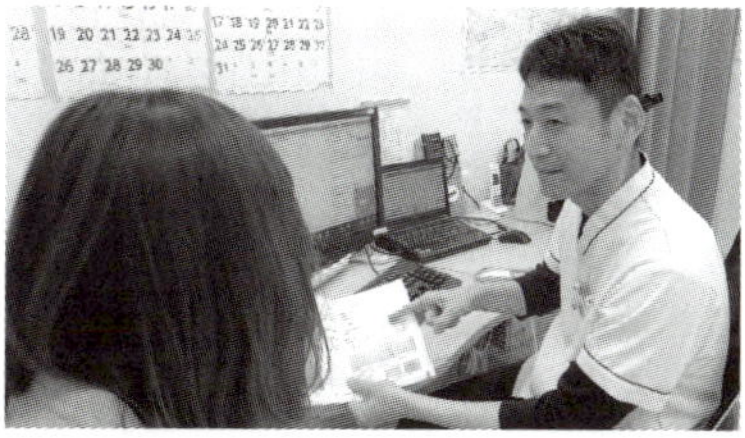

PROFILE

経　歴	岡山県岡山市出身。1989年広島大学附属福山高等学校卒業。1995年広島大学医学部医学科卒業。広島大学病院皮膚科、JA尾道総合病院皮膚科部長、県立広島病院皮膚科部長、広島大学医学部客員教授などを経て2017年より現職。広島大学病院ではアトピー性皮膚炎を専門に診療・研究。脱毛症専門外来も5年間担当
資　格・所属学会	日本皮膚科学会認定専門医。日本アレルギー学会認定専門医。臨床研修指導医。日本皮膚科学会。日本アレルギー学会。日本小児皮膚科学会。日本皮膚外科学会。日本皮膚悪性腫瘍学会。日本乾癬学会
趣　味	音楽鑑賞、自転車、スキー
モットー	備後の役に立つ

●院長の横顔

「人の役に立つ仕事に携わりたい」との思いから医師を志す。

自身が幼い頃からアトピー性皮膚炎を患っていたこともあり、皮膚科を選択。「痛いのはもちろん大変だが、痒《かゆ》いのも相当つらい。集中力がなくなり、日常生活に多大な影響を及ぼします。苦痛を和らげる方法を解明したかった」と院長。

開院にあたり福山を選んだのは「高校の頃に通っていて町の雰囲気が好きだったから」。妻の実家があり、知り合いの医師が多かったことも理由である。

●院長からのメッセージ

医療とは、一人ひとりが毎日をしっかり生きることができるよう支援することだと思います。

皮膚の症状は、痛み・痒み・見た目など日常生活に大きく影響します。患者さんの「困ったこと」に向き合い、治療することで、毎日がより充実したものになるようお手伝いしたいです。医療を通じて、地域づくりに貢献することが私たちの夢であり、使命だと思っています。

外科・消化器科・肛門外科

福山市引野町北

中四国九州地方初の日帰り手術専門施設で高実績

山本醫院

山本 裕 院長

特色

・日帰り手術専門の医療機関として地域に貢献
(下肢《かし》静脈瘤《りゅう》レーザー治療・鼠径《そけい》ヘルニア・痔など)
・年間1000件の日帰り手術実績
・慶應義塾大学病院(東京都)の専門医研修連携施設

福山市引野町北 2-8-28　TEL 084-943-2777
H　P　http://www.0849432777.com/
駐車場　11 台

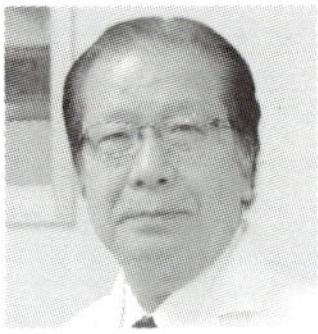

診療時間	月	火	水	木	金	土	日
9:00 ～ 11:30	○	○	○	○	○	○	休診
17:00 ～ 18:30	○	(手術)	○	休診	○	○	休診

＊祝日は休診　＊12:00~17:00（月・水・金・土）、12:00~18:30（火）は手術日
＊受付は8:30より　＊診療の予約制なし

診療科目	診療・検査内容
外科	下肢静脈瘤、鼠径ヘルニア、肛門疾患、内視鏡検査、湿潤療法、巻き爪、魚の目など
消化器科	食道・胃・大腸内視鏡検査、逆流性食道炎、胃炎、胃・十二指腸潰瘍、胃・大腸ポリープなど
肛門外科	内・外痔核（いぼ痔）、裂肛（切痔）、痔瘻、肛門ポリープなど
特記ポイント	日本外科学会外科専門医制度関連施設 日本脈管学会認定研修関連施設

クリニックの概要

●診療科目と領域

同院は、患者の身体的・経済的負担の少ない日帰り手術に力を入れており、対象疾患は下肢《かし》静脈瘤《りゅう》・鼠径《そけい》ヘルニア（脱腸）・いぼ痔（内・外痔核）・切痔（裂肛）・痔瘻《じろう》・肛門ポリープ・巻き爪・魚の目など、多岐にわたる。

山本院長は、最先端の下肢静脈瘤血管内レーザー治療件数で全国有数の実績を持ち、鼠径ヘルニアの日帰り手術（メッシュ法）や、切らずに治す痔の注射治療・ＡＬＴＡ（ジオン）注でも先駆的な存在。

また、胃・大腸内視鏡の最新の検査システムを導入して、がんやポリープなどの早期発見に実績をあげている（日本消化器内視鏡学会専門医）。

大学病院時代は食道外科グループに所属していたため、胃や大腸だけでなく食道がんの早期発見にも精通。また、各種ワイヤー法などによる巻き爪の最先端治療のほか、傷を早くきれいに治す湿潤療法でも高い実績をあげている。

そして、大学病院・総合病院・僻地診療などでの豊富な診療経験を持ち、内

クリニック・データ

沿革	2005年開院
実績	日帰り手術／ 1000件／年間（※開院以来の合計は8000件超）、日帰り率は99.9%
連携病院	慶應義塾大学病院、福山循環器病院、福山市民病院、福山医療センター、中国中央病院、日本鋼管福山病院など

科的疾患を含めて幅広く対応。必要があれば連携施設の専門医に紹介する柔軟な方針も持ちあわせ、患者を第一に考えた診療姿勢を貫いている。

そして、大学病院や国立がんセンター、さらには最先端医療を開発する企業（浜松ホトニクスなど）と共同研究を行い、自ら開発した診断・手術手技に関する学会・論文発表を重ねている。また、診療・研究・教育の実績が評価され、慶應義塾大学病院の関連施設に指定されている。

●診療ポリシー

「治ってもらいたい。一日も早く元気になっていただきたい」。その思いを胸に、院長が最優先に心がけているのが「正確な診断に基づいた、最適な治療」である。「受診してくださる患者さんの信頼に応えなければならない。そのためには、常に、最先端の知識・確実な技術・豊富な経験を基に、一人ひとりの診療に全力を尽くさなければならない」と院長は語る。

そして、独善的になりがちな診療に対し、客観的な評価に身を委ねる機会をつくるため、学会活動を積極的に行っている。最新医療に携わる医師としての社会的責任を果たすために、必要不可欠と考えているからである。

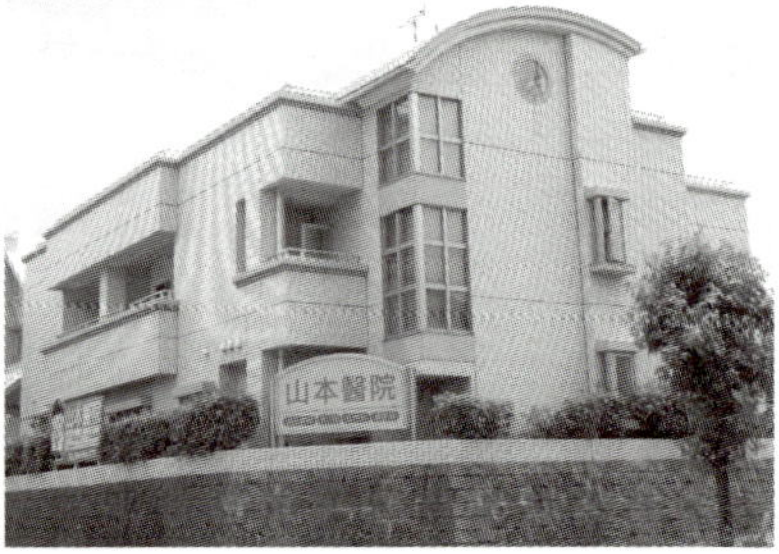

同院外観

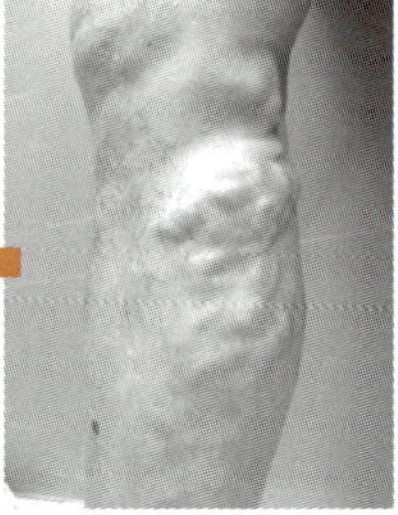
手術前／だるい・むくむ・つるなどの症状（下肢静脈瘤）

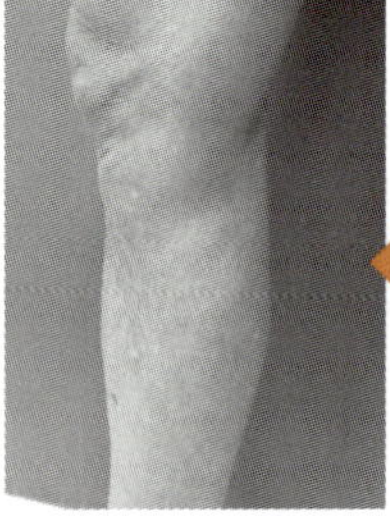
手術後／下肢静脈瘤レーザー治療・瘤切除術

山本 裕
（やまもと・ゆたか）

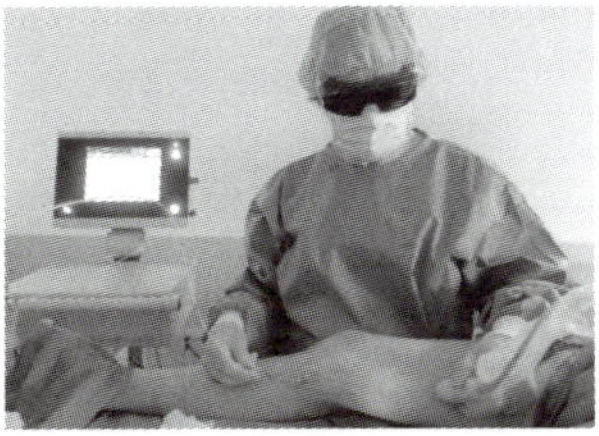

PROFILE

経　歴	広島県世羅郡出身。広島修道高等学校卒業。北里大学医学部卒業。北里大学病院麻酔科、慶應義塾大学医学部外科学教室研修医・専修医、東京都練馬総合病院外科部長、慶應義塾大学伊勢慶応病院外科部長、慶応義塾大学医学部専任講師、客員助教授を経て、2005年より現職
資 格・所属学会	医学博士（慶應義塾大学）。日本外科学会専門医。日本消化器外科学会専門医・指導医。日本消化器病学会専門医。日本消化器内視鏡学会専門医。日本救急医学会専門医。日本脈管学会専門医。日本胸部外科学会認定医。下肢静脈瘤に対する血管内レーザー焼灼術の実施基準による実施医・指導医。麻酔科標榜医。日本ヘルニア学会評議員など
趣　味	読書、少林寺拳法４段
モットー	「桃李云わざれども下自ら蹊を成す（史記）」

●院長の横顔

祖父の代から数えると、同院は開院 106 年にあたる。世羅郡世羅町で開院していた祖父は、馬に乗って往診していたという。両親も医師で、幼い頃、真冬の深夜に雪深い山道の、母の往診について行ったことがある。何事に対しても真摯・誠実で、慈愛溢れる両親の生き方が、薫習《くんじゅう》として院長に伝わっている。

また、蘇生・救急医学が医療における重要な基本の一つと考え、父の勧めもあって、卒業後に麻酔科を専攻。妥協を許さない厳しい師のもとで研さんを積んだ。そのときの経験が医療に対する姿勢の核となっている。

●院長からのメッセージ

当院で行っている日帰り手術は、仕事や育児、親の介護などで忙しく、治療を受けるための入院が難しい患者さんにとって、日常生活を犠牲にすることなく、きちんと病を治していただくことを目的にしています。「治ってもらいたい。一日でも早く元気になっていただきたい。お役に立てれば幸せです」。いつでもお気軽にご相談ください。

内科・外科

福山市御船町

緩和ケアに注力する在宅医療専門クリニック

よしおか ホームクリニック

吉岡 孝 院長

特色

・福山市内では数少ない在宅医療専門クリニック
・24時間・365日体制で緊急時にも迅速に対応
・勤務医時代の経験を生かした在宅緩和ケア（自宅での看取り）を実施

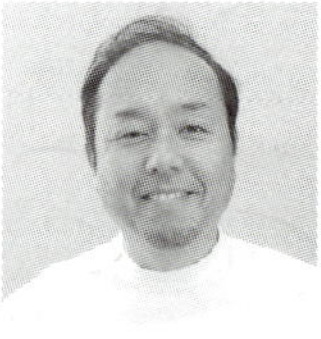

福山市御船町 1-9-3　TEL 084-927-1219（いえにいく）
H　P　http://yoshioka-hc.com/
駐車場　42 台（共用）

＊受付時間：月～金曜9：00 ～ 17：00
※かかりつけ患者さんからの連絡は24時間受け付けます

診療科目	診療・検査内容
内科	診療：在宅緩和ケア、慢性疾患の加療 検査：血液検査、心電図、超音波エコー
外科	褥瘡《じょくそう》・外傷等の処置
特記ポイント	病院勤務の経験を生かした在宅緩和ケアに特に力を入れており、自宅・施設での看取りに積極的に取り組んでいる

クリニックの概要

●診療科目と領域

福山市内では3院しかない在宅医療専門クリニック。市内中心部をはじめ、南部や西部などに居住する患者の自宅・施設に訪問し、診療を行っている。末期がんや脳梗塞《のうこうそく》後遺症、認知症、廃用症候群などの患者が多く、高齢で寝たきりの人も少なくない。

そのほか、パーキンソン病やALS（筋《きん》萎《い》縮《しゅく》性《せい》側《そく》索《さく》硬《こう》化《か》症《しょう》）など、神経難病患者にも対応。脳神経の専門病院である大田記念病院の神経内科専門医との併診体制を組み、より充実した加療を実施している。そのほか、各医療機関の多くの医師とつながりがあり、連携・協力体制は万全。今後は、重度心身障害児の在宅診療も行っていく予定である。

薬剤処方については、在宅医療支援の経験が豊富な薬局と連携し、緊急処方やオピオイド持続皮下注射などを含め、24時間体制で対応している。

クリニック・データ

沿革	2017年1月開院
実績	訪問診療患者数／約100人、在宅看取り患者数／42人、オピオイド持続皮下注施行患者数／11人　※2017年1月～11月の実績
連携病院	被紹介医療機関：福山市民病院、福山医療センター、中国中央病院、倉敷中央病院、広島大学病院など 紹介医療機関：脳神経センター大田記念病院、セントラル病院、楠本病院、山陽病院、福山第一病院など

●診療ポリシー

吉岡院長は勤務医時代、呼吸器専門の外科医として肺がん治療を行っていた。福山市民病院では、緩和ケアチーム医師としても活動し、他科の患者の症状緩和や終末期ケアにも関与。「家に帰りたい」という患者の声を多く聞いてきたという。「病院は治療の場として非常に重要です。しかし、入院して病院で過ごす日数が増えてくると、患者さんやご家族の望みが叶えられない場面が増えてきます。このことから、残された時間を、望む場所で、その人らしく過ごしていただけるのは、ご自宅ではないのか、と思ったのです」

現在のスタッフ体制は、院長をはじめ、非常勤医師３人、看護師４人、ケアマネージャー２人、社会福祉士１人（重複あり）。市内の２つの在宅医療専門クリニックとも協力し、合同でのカンファレンスや不在時の診療依頼を行うことで、患者には、より安心して在宅療養を送ってもらえるように努めている。

「独居で寝たきりの人や、ひきこもりのような生活をしている人など、一般のクリニックでは対応できないケースが意外に多い。介護・看護・医療の連携で、患者さんのＱＯＬ（生活の質）を向上させ、充実した在宅療養となることをめざしています」

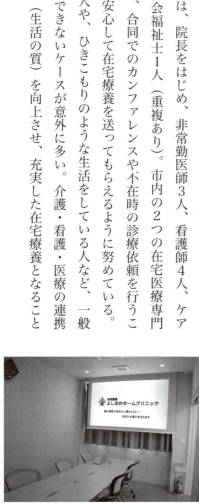

カンファレンスルーム

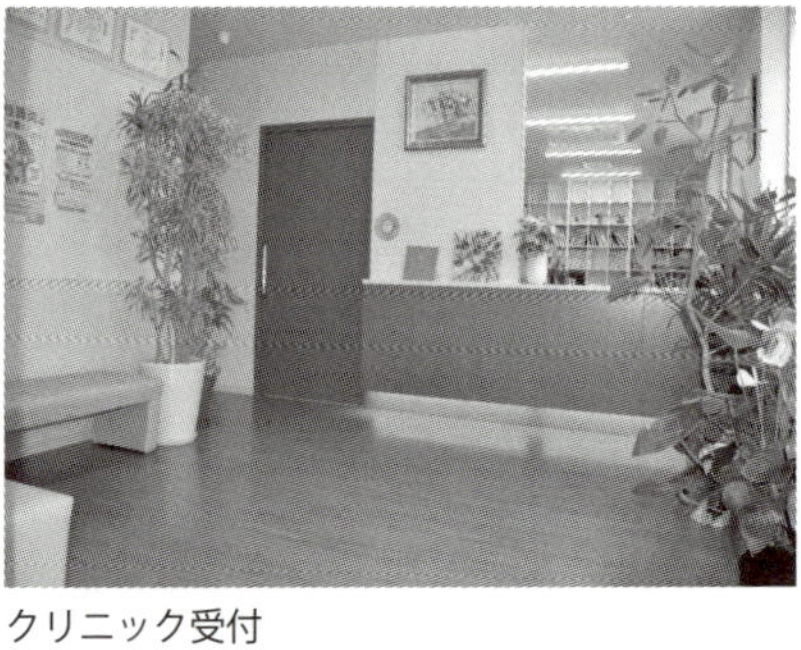
クリニック受付

吉岡 孝
（よしおか・たかし）

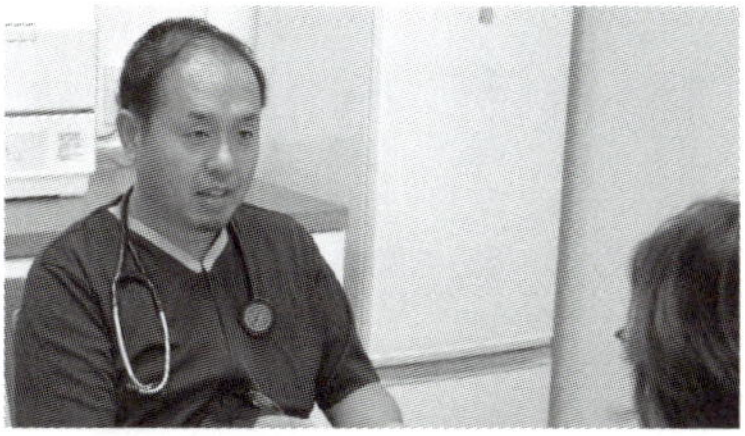

PROFILE

経　歴	1967年山口県南陽町（現・周南市）生まれ。1986年岡山県立高梁高等学校卒業。1992年岡山大学医学部卒業、岡山大学第一外科入局。国立岩国病院、国立がん研究センター東病院、中国中央病院、広島市立広島市民病院、福山市民病院などに勤務。2017年1月より現職
資　格・所属学会	医学博士。日本外科学会外科専門医。呼吸器外科専門医。がん治療認定医。日本プライマリ・ケア連合学会認定医。認知症サポート医（オレンジドクター）。緩和ケア研修会指導者。コミュニケーション技術研修会ファシリテーター。福山市認知症初期集中支援チーム医師。福山医療センター緩和ケアチーム非常勤医師
趣　味	愛犬まろ（柴犬）との散歩、落語
モットー	誠実

●院長の横顔

父親が田舎で開業医をしており、彼が日夜奔走する姿を見ながら育った。当時はそれほど意識していなかったが「今、振り返ると父の姿に憧れていたのかも知れない」という。社会に直接役立つ職業に就きたいと思っていたこともあり、自然に医師を志すように。

最初は、自分の腕で患者を助けることができるところに魅力を感じ、外科を選択。外科研修の過程で、がんの中でも完治する人の割合が少ない肺がんの治療に特に関心を持ち、呼吸器外科医になった。多くの患者を看取るうちに「最期の時間を、より安楽で充実したものにして差し上げたい」という思いが強くなる。緩和ケアチーム医師としても活動していた頃、在宅療養を支える医師が少なかったことから、自分がその役割を担うべく開院を決意した。

●院長からのメッセージ

がんや難病、高齢などで通院が難しい方が安心して在宅療養を送れるよう、お手伝いさせていただきます。在宅療養については、ご家族の負担も少なくありません。ご家族の思いを積極的にお聞きし、必要な場合には、ご家族の休息を目的とした短期入院（レスパイト入院）もご提案させていただきます。

矯正歯科

福山市延広町

"矯正の専門医"の治療が受けられる歯科医院

渡辺矯正歯科

渡辺 八十夫 院長

特色

・日本矯正歯科学会認定の矯正歯科専門医
・インプラント矯正の先駆者である医師が、科学的根拠に基づいた適切な治療を実施している
・発育期の子どもから高齢者まで、幅広い年齢層の矯正治療に対応している

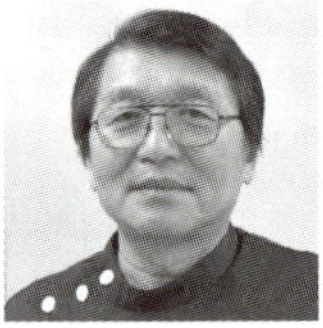

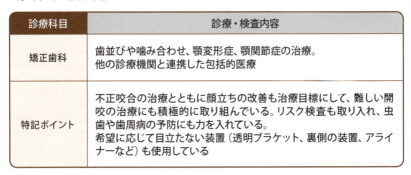

福山市延広町 1-25 明治安田生命福山駅前ビル 5F　TEL 084-926-3200
H　P　http://www.w-orthod.com
駐車場　契約駐車場（サービス券発行）

診療時間	月	火	水	木	金	土	日
10：00 ～ 13：00	―	―	休診	―	―	○	○
13：00 ～ 19：00	○	○	休診	○	○	◎	◎

＊祝日は休診　◎土・日曜の午後は、14:00 ～
＊月・火・木・金曜は午後のみ

診療科目	診療・検査内容
矯正歯科	歯並びや噛み合わせ、顎変形症、顎関節症の治療。 他の診療機関と連携した包括的医療
特記ポイント	不正咬合の治療とともに顔立ちの改善も治療目標にして、難しい開咬の治療にも積極的に取り組んでいる。リスク検査も取り入れ、虫歯や歯周病の予防にも力を入れている。 希望に応じて目立たない装置（透明ブラケット、裏側の装置、アライナーなど）も使用している

クリニックの概要

●診療科目と領域

歯並びや噛《か》み合わせの異常を治療する矯正歯科専門医院。

不正咬合《ふせいこうごう》の患者は顎関節《がくかんせつ》にも問題を抱えていることが多く、顎関節症の治療にも対応している。また、先天性疾患に起因する不正咬合や多数歯の先天性欠如の矯正治療、外科的矯正治療には保険適用できる資格を持っている。

インプラント補綴《ほてつ》、歯周病など複数の診療科の治療が必要な場合には、口腔《こうくう》外科、形成外科、一般歯科などと連携して包括的医療を行い、良好な治療結果を得ている。

スタッフは、非常勤の日本矯正歯科学会認定医と、最適な矯正装置を迅速に提供できるよう歯科技工士も配置している。院長自ら蓄積した豊富なデータや治療例を提示して具体的に分かりやすく説明し、患者に納得してもらえるようインフォームドコンセント（説明と同意）を大切にしている。

クリニック・データ

沿革	1990年開院
実績	指定自立支援医療機関（厚労省指定疾患の矯正治療への保険適用） 顎変形症指定医療機関（顎変形症の矯正治療への保険適用） インプラント矯正は25年以上の経験を誇る
連携病院	福山市民病院、中国中央病院、日本鋼管福山病院、JA尾道総合病院、因島総合病院、宮本形成外科、寺岡整形外科病院、脳神経センター大田記念病院、広島大学病院、岡山大学病院

●診療ポリシー

日本で最初にインプラント矯正を開始した医院の一つ。これの応用により従来の矯正治療に比べ、治療結果の向上や患者の負担軽減、矯正治療のための抜歯を避けることができるようになったという。「抜歯による治療を避けるために適切な治療開始時期を見極め、専門医ならではの矯正装置を使用しています。また、抜かない治療が理想ですが、抜歯した方が治療結果が良い場合もあり、その違いを分かりやすく説明しています」

良い歯並びを維持するためには、歯周組織の健康が重要なのでCT撮影装置を導入し、歯や骨の状態をチェックして安全な歯の移動を心がけている。また、良好な噛み合わせ機能は、良い噛み合わせとともに、下顎《したあご》が正常な位置にあって初めて発揮することができる。CT・MRI画像診断や下顎の位置や動きの審査を行い、問題がある場合にはスプリント*を使用して下顎を安定化させている。

「矯正治療によって、きれいな歯並びで上下の歯が正しく噛み合うようにすることが大切です。さらに、アンカースクリュー*を使用した最新の矯正治療では、顔立ちの改善も期待できるよう、治療目標を設定しています」

＊スプリント／顎関節症治療に使用される装置
＊アンカースクリュー／矯正治療の固定源として使用される小さなスクリュー（ねじ）

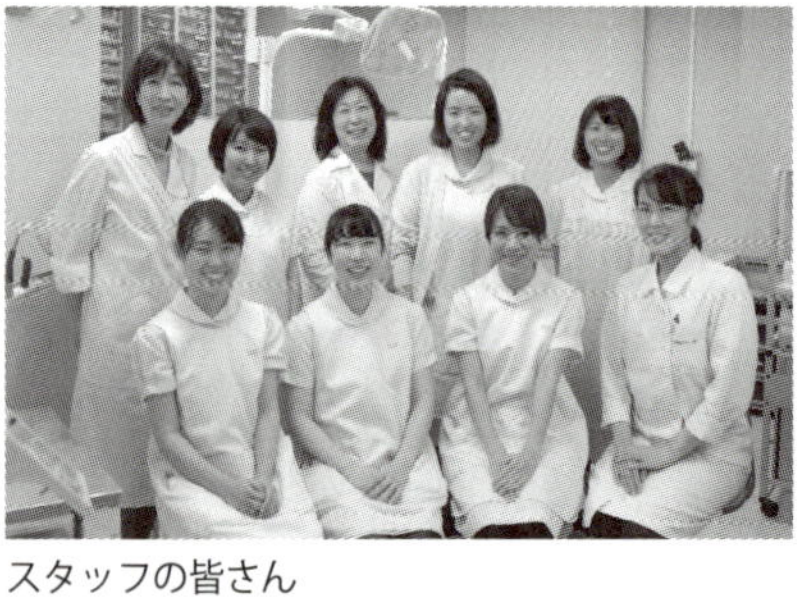
スタッフの皆さん

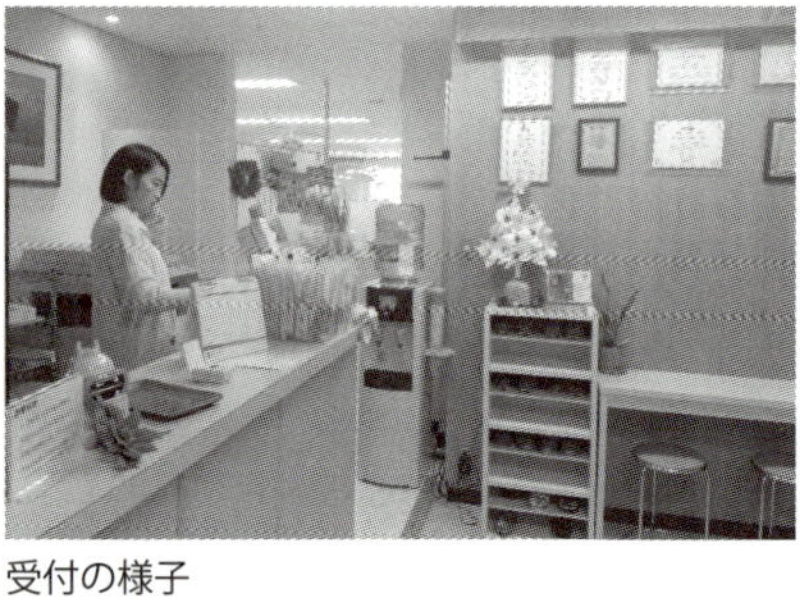
受付の様子

渡辺 八十夫
（わたなべ・やそお）

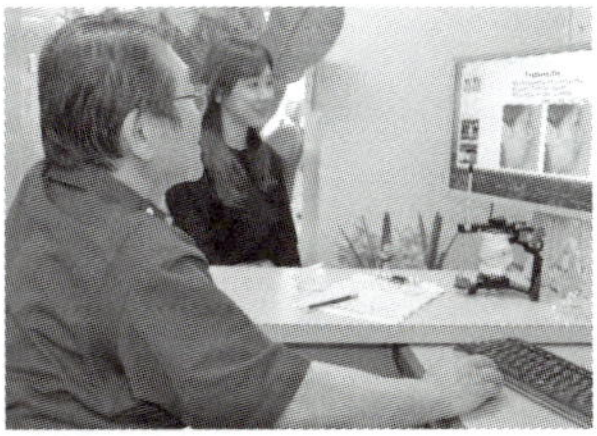

PROFILE

経　　歴	1979年広島大学歯学部卒業。同年より広島大学歯学部歯科矯正学講座助教。1989年歯学博士（広島大学）。1990年より現職。日本臨床矯正歯科学会学術理事。日本矯正歯科学会専門医委員会委員。第51回中四国矯正歯科学会大会長。第9回世界インプラント矯正会議（9thWIOC）事務局長
資　格・所属学会	日本矯正歯科学会指導医・専門医・認定医。日本矯正歯科学会。アメリカ矯正歯科学会（AAO）。世界矯正歯科医連盟（WFO）。日本臨床矯正歯科医科。中・四国矯正歯科学会。日本顎関節学会。日本顎変形症学会。日本口蓋裂学会。日本口腔インプラント学会
趣　　味	旅行、写真
モットー	最新の情報を集め、科学的根拠に基づいた治療や説明を心がける

●院長の横顔

インプラント矯正の先駆者的な存在であり、それを応用した治療に習熟している。矯正歯科を選んだ理由は、歯科診療の中では知識と技術の両方を最も生かせる診療科であると考えたから。国内外の学会での発表や学術誌への投稿も多数。息子は昭和大学形成外科勤務、娘は東京医科歯科大学矯正科勤務。兄も歯科医 (渡辺歯科) として活躍している。

●院長からのメッセージ

矯正歯科治療は、多くの経験を必要とする専門性の高い分野ですので、矯正歯科専門医を受診されることをお勧めします。安易に歯並びを広げるような方法では、歯周組織を傷めたり、噛み合わせを悪くしてしまう恐れもあり注意が必要です。初診のご相談では、ご本人の歯型を取らせていただき、それを見ながら具体的に治療内容と費用を説明いたします。

治療を進めていくには、ご家族のバックアップも大切です。ご家族とともに、ご本人の意思を大切にしながら治療したいと思っています。矯正は期間も長くかかります。治療していく中で疑問や不安がありましたらご遠慮なくご相談ください。

一般歯科・口腔外科・矯正歯科 他

福山市沼隈町

包括的歯科医療で患者の口の中と人生を幸せに

渡辺歯科医院

渡辺 禎之 院長

特色

・矯正治療・口腔《こうくう》外科・インプラント・歯周病治療などを上手く組み合わせた精度の高い治療に定評

・インフォームドコンセント（患者の理解の上で治療を開始）を重視、納得治療を行う

・個室の診療室から、心和む日本庭園の眺望

福山市沼隈町草深 1870-6　TEL 084-987-3888
H　P　http://ww7.enjoy.ne.jp/~y.watanabe/
駐車場　13 台

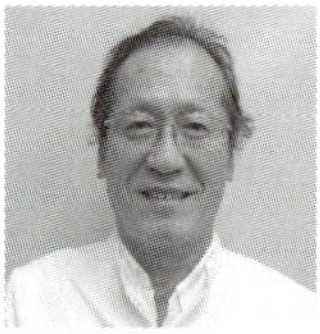

診療時間	月	火	水	木	金	土	日
8：30 ～ 12：30	○	○	○	○	○	○	休診
14：00 ～ 18：00	○	○	○	休診	○	△	休診

＊祝日は休診　　△土曜午後は手術のみ

診療科目	診療・検査内容
一般歯科	X線・CT検査・顕微鏡下での歯内療法、インプラント歯周治療、露出根面被覆など
口腔外科	難抜歯（親知らず）、外傷（歯牙脱臼など）処置、顎関節治療など
インプラント	CT検査、インプラント、骨造成、上顎洞底挙上術など
小児歯科	虫歯治療、抜歯、フッ素塗布など
矯正歯科	歯科矯正治療、インプラント矯正、ブラキシズム処置など
審美歯科	ホワイトニング、セラミック補綴など
口臭外来	口臭ガス測定、唾液検査、官能検査など
特記ポイント	静脈内鎮静注射下での手術（通常のモニタリングに加え、脳波のモニタリングをしながら麻酔深度を調整）。女性歯科医師が在籍

クリニックの概要

●診療科目と領域

渡辺院長を中心に、娘の知恵歯科医師（常勤）、息子の禎久歯科医師（非常勤、倉敷中央病院歯科口腔《こうくう》外科勤務）、弟の八十夫歯科医師（非常勤、渡辺矯正歯科院長）と連携し、患者のニーズに合わせた理想的な歯科医療を提供。高い精度の治療を行うため、CTや顕微鏡《けんびきょう》、レーザーなどは世界でもトップクラスの機器を導入。インプラントをはじめとする外科治療では、インフォームドコンセントを重視し、患者の理解が得られた上で治療を開始する。

●診療ポリシー

1本の歯だけでなく、口腔内全体を把握して治療を行う「包括的歯科医療」をコンセプトに、精度の高い医療を提供。同院には、歯科医院に通い続けたにもかかわらずさらに悪化し、咬合《こうごう》崩壊・咀嚼《そしゃく》障害・審美《しんび》障害に陥った患者や、

クリニック・データ

沿革	1981年4月開院
実績	一般患者数／約1万9400人／35年間累計、インプラント治療患者数／約900人／30年間累計、静脈内鎮静注射／1500件／10年間累計
連携病院	福山市民病院歯科口腔外科、堀病院耳鼻科、JA尾道総合病院歯科口腔外科・耳鼻科、渡辺矯正歯科、岡山大学病院歯科麻酔科など

歯科恐怖症でなかなか歯科医院に来院できなかった患者が多数訪れる。「通常の歯科治療で満足のいく結果が得られない場合、歯周治療・矯正治療・歯内療法・口腔外科・インプラント・補綴《ほてつ》・咬合治療・歯科麻酔などを上手く組み合わせて、恐怖心をコントロールしながら、口腔の形態と機能を回復させることが肝心です。包括的歯科医療を行うには、これらが一つ欠けても成功とはいえません」。そのため、生涯研修を必要不可欠と考え、国内外の学術大会に出席し、新しい知見を得るようにしている。

また「いくら良い治療を組み合わせても、何年もかかっていては意味がない」と、1回の治療時間を十分に確保し、短期間での集中的な治療を心がけている。同院には学会に定期的に出席して研修を受けた、7人のインプラント専門歯科衛生士が在籍。技工士も2人在籍し、1日で全顎《ぜんがく》の*暫間《ざんかん》修復を行い審美と機能を回復することが可能だ。「口腔の処置は外科処置なので、清潔な環境の保持は必須です。*観血的《かんけつてき》処置については当然のことですが、医科の手術と同様に術者・アシスト・外回りの最低3人体制で臨み、清潔を維持しています」。昨今脚光を浴びている、歯周組織再生療法にも早くから取り組んでいる。

診療室は完全個室で、恐怖感が和らぐよう日本庭園を眺望できるように設計。全面ガラス張りの各個室から望める四季折々の美しい庭が患者を癒してくれる。

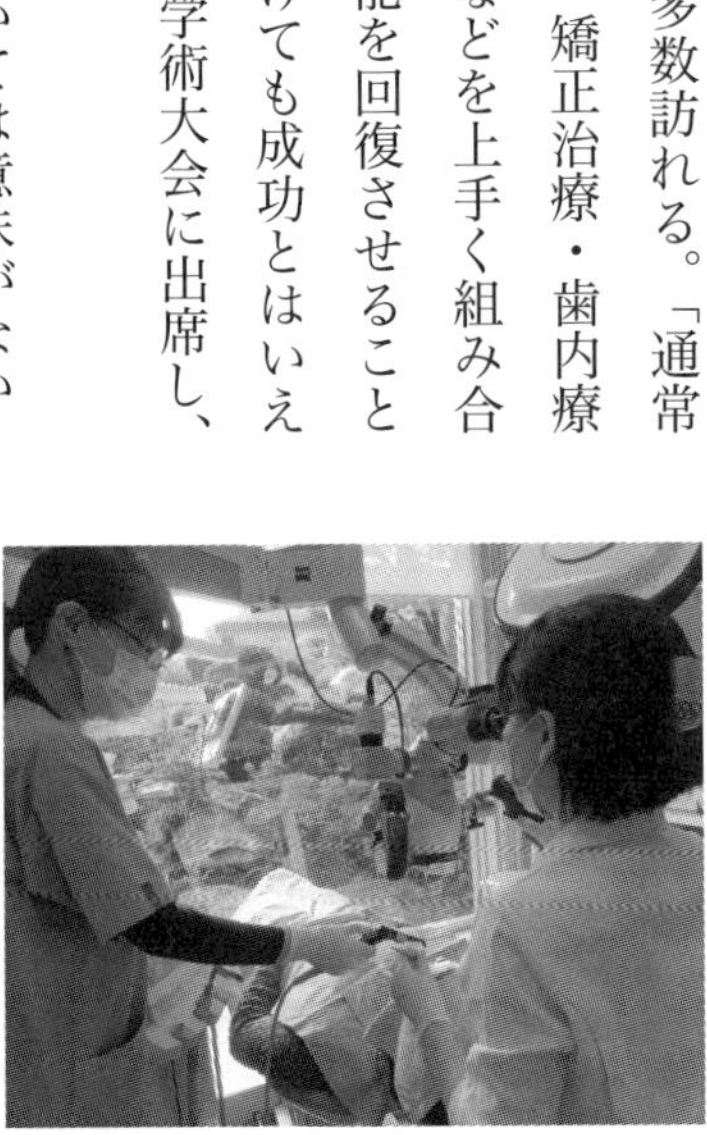

世界トップレベルの顕微鏡をいち早く導入

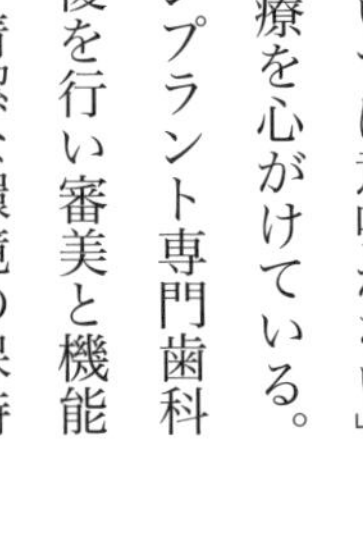

麻酔専門医が在籍し、幅広い手術に対応

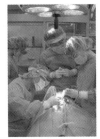

＊暫間修復／最終補綴物《ほてつぶつ》（セラミック、金属冠など）を作製する前に装着するプラスチック製の仮歯のこと
＊観血的処置／出血を伴う治療のこと

渡辺 禎之
（わたなべ・よしゆき）

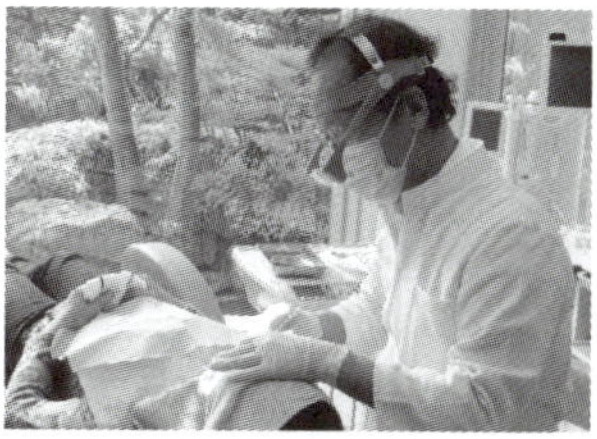

PROFILE

経　歴	1952年沼隈郡沼隈町（現福山市沼隈町）生まれ。1977年九州歯科大学卒業。広島大学歯学部口腔外科第一教室、JA尾道総合病院口腔外科を経て、1981年より現職。得意分野は歯周病、インプラント治療、審美修復。「歯科医は口の中の科学者・芸術家」と考え、精度の高い最新治療をめざす
資　格・所属学会	日本口腔インプラント学会専門医。日本歯周病学会専門医。日本臨床歯周病学会認定医・指導医・歯周インプラント指導医。ICOI（国際インプラント学会）Fellowship。日本補綴歯科学会など
趣　味	盆栽（盆栽園「彩」開設）、写真撮影、絵画鑑賞
モットー	志あれば道あり

●院長の横顔

17歳のときに虫歯の治療を受けた際に、詰め物が高く、慣れるまでつらい思いをした。「二度と虫歯を作るまい」と決意し、食後は必ず歯磨きをする習慣を現在まで続け、今でも17歳のときの状態を維持している。ドイツ・ハンブルグでの国際インプラント学会に出席した際、昼食後に歯磨きをしていたら、外国人歯科医から「You are an honest dentist（あなたは歯科医の鏡である）」と話しかけられたエピソードも。患者に「食べたら磨く」とお題目のように唱えている手前、新幹線や飛行機の中でもトイレの中で歯磨きを行っている。

●院長からのメッセージ

歯の病気の多くは“自堕落病”かもしれません。お皿のように、いつも口の中はきれいにしておきたいもの。私は50年間、律儀なブラッシングを続けて今日に至っています。そもそも生活習慣病とは、体を自分の所有物と思い込み、どんな不摂生をしても顧みないのが原因。自分の体を天からの授かりものと考えれば、粗末には扱えないはずです。「歯医者は怖い」と敬遠しがちですが、早期発見・早期治療により深刻な状態を回避できます。歯の病気に自然治癒はありません。放置する方が怖いのです。

皮膚科・アレルギー科・形成外科

尾道市土堂

経験豊富な専門医による、的確な診療に定評

能宗クリニック

能宗 紀雄 院長

特色

・皮膚疾患全般に対応、専門分野のアレルギー疾患に精通
・乳幼児から高齢者まで幅広い世代の疾患に対応
・皮膚科では珍しい、往診にも随時対応（主に高齢患者）
・小手術やレーザー治療も可能（必要な場合）

尾道市土堂 2-6-17　TEL 0848-22-3399
H　P　なし
駐車場　9台（※その他に隣接駐車場あり。補助券サービスあり）

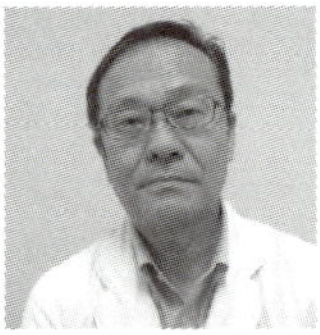

診療時間	月	火	水	木	金	土	日
9：00 ～ 12：30	○	○	○	○	○	○	休診
15：30 ～ 18：30	○	○	○	休診	○	△	休診

＊祝日は休診　△土曜午後は15：30 ～ 17：00

診療科目	診療・検査内容
皮膚科	皮膚科全般／湿疹・皮膚炎、水疱症、尋常性乾癬、にきび、ウイルス感染症（ヘルペス、帯状疱疹）、真菌感染症（水虫）、皮膚腫瘍（いぼ、ホクロ）、やけど、皮膚外傷
アレルギー科	じんましん・アトピー性皮膚炎などの治療、アレルギー検査
形成外科	小手術、レーザー治療（炭酸ガスレーザー、Qスイッチルビーレーザーによる腫瘍やシミの治療）
特記ポイント	皮膚科全般の治療を行っているが、じんましんやアトピー性皮膚炎などのアレルギー疾患が専門分野。高齢者皮膚疾患などには、依頼に応じて往診も可能。小児ウイルス疾患（いぼ治療）や帯状疱疹などの疾患にも対応。皮膚腫瘍やシミに対する小手術・レーザー治療なども行う

クリニックの概要

●診療科目と領域

同院は、皮膚科全般の疾患に対応。能宗院長は皮膚科・アレルギー科専門医として多くの実績を持ち、乳幼児から高齢者まで幅広い患者の治療に力を入れている。他院や高齢者施設からの依頼で、午後は往診にも出向く。また、設備を整えて小手術も行っている。患者に対してはきちんとした説明を行い、適切な治療を進めるように心がけている。

●診療ポリシー

院長が日々の診療で心がけていることは「患者さんにきちんと説明した上で、適切な治療を進めること」。「疾患によっては不必要な検査はしない」という説明をすることもあるという。同院は院長と、看護師・事務スタッフ各2人の計5人体制で治療にあたっている。街中に位置しているが、患者は市内に限らず、

クリニック・データ

沿革	2002年6月開院
実績	皮膚科小手術／約200例／年
連携病院	JA尾道総合病院、尾道市民病院

島嶼《とうしょ》部や山間部からも訪れ、高齢者が多い。そのため、ビルの2階にあるクリニックには、1階駐車場からのエレベーターも完備されている。また、子ども連れの患者には、待合室の一角に設けられたキッズコーナーが喜ばれている。絵本やおもちゃなどがあり、トイレにはおむつ交換台なども完備されていて好評である。

院長は午後の休診時間には、往診にも出向いている。通院が難しい高齢者を、主治医や入居施設からの依頼に応じて訪問し、治療にあたる。高齢者は慢性疾患が多く、気長な治療が必要なことが多いという。

「現代は情報があふれる時代で、病気についての番組が放送されると、それらを気にして来院患者が増えることもあります。ですが過剰反応はせずに、間違った情報が流れることがあるので惑わされないように」と呼びかける。また、患者の中には自身の症状を自己判断して市販薬に頼り、症状が長引く場合も多く見受けられる。数日で改善しないようならば、早めに専門医を受診し、きちんと診断を受けた上で治療する方が早道という。「病診連携」の観点から他院との連携も緊密で、患者の紹介や受け入れも多い。院長の「できるだけ先端医療を提供したい」という思いや、長年の診療経験に基づいた的確な診断とやさしい語り口の丁寧な病状説明に、厚い信頼が寄せられている。

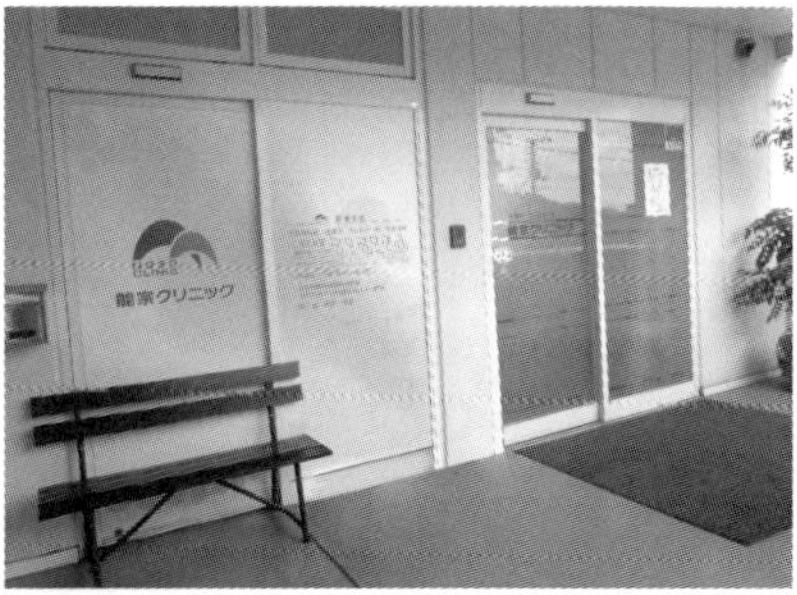

同院外観

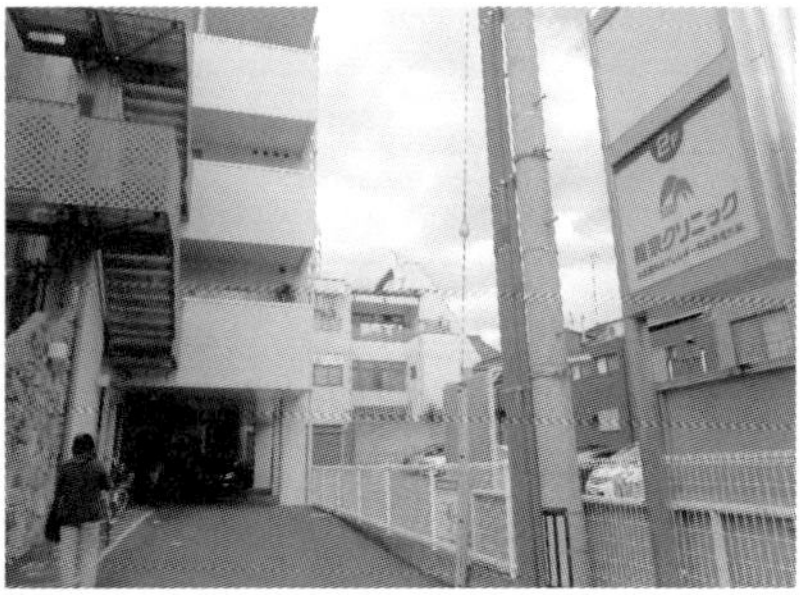

同院看板（右側）と建物入口付近

能宗 紀雄
（のうそう・のりお）

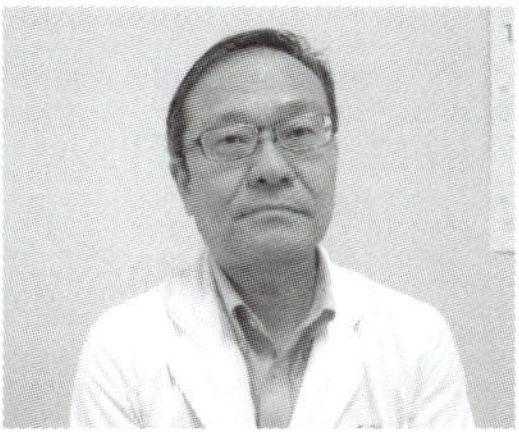

PROFILE

経　　歴	1961年広島県福山市生まれ。1980年広島大学附属福山高校卒業。1986年広島大学医学部卒業。1990年広島大学大学院皮膚科学修了（医学博士）。広島大学医学部附属病院医員、福島生協病院皮膚科医長、クリスチャン・アルブレヒツ大学（ドイツ・キール市）皮膚科研究員、厚生連尾道総合病院皮膚科主任部長などを経て、2002年能宗クリニック開院
資格・所属学会	日本皮膚科学会皮膚科専門医。日本アレルギー学会専門医。尾道市医師会理事
趣　　味	野球観戦

●院長の横顔

院長は「高２の頃までは自分は文系だと思っていました。魅力的な理科の先生との出会いから医学部志望へと変更、広島大学医学部に進学しました」と話す。大学卒業時は内科系を希望していたが、当時の皮膚科の教授が若くて熱心な先生で、「この先生のもとで何ができるかな」と思ったことと、「皮膚科ならば内科系・外科系・研究もできる」と考えて皮膚科に進んだ。

1992～1996年に、ドイツ・キール市の大学に皮膚科研究員として留学を経験。３年半にわたる留学中には、アレルギー関連の研究や論文発表を行う。帰国後、尾道総合病院で６年間、外来・病棟での診療・手術に精力的に取り組み、地元の患者から厚い信頼を得て現在地で開院。開院後は尾道だけでなく、備後周辺地域から多くの患者が訪れる。

●院長からのメッセージ

皮膚疾患の場合、目に見える症状が多いので、自己判断される患者さんが多くいらっしゃいます。市販薬を使い続けても良くならないので来院する場合がありますが、結局は遠回りになるので、早めに専門医を受診されて診断を付けた方が良いです。現在は情報化時代ですので、間違った情報に惑わされないようにしていただきたいと思います。また、高齢患者の場合は慢性疾患が多くなりますので、気長に治療していただきたいです。

皮膚科・形成外科・アレルギー科

尾道市栗原町

豊富な経験と高い技術であらゆる皮膚疾患に対応

浜中皮ふ科クリニック

浜中 和子 理事長・院長

特色

・乳児から高齢者まで幅広い世代に愛される町のかかりつけ医
・ほぼ毎日実施する形成外科領域の手術に精通、高い技術にも定評
・アレルギー疾患診療では検査で原因を解明後、生活指導まで丁寧に対応

尾道市栗原町 5901-1　TEL 0848-24-2413
H　P　http://ww5.enjoy.ne.jp/~nozominokai/hamanaka-hifuka/
駐車場　専用 6 台、共用 20 台

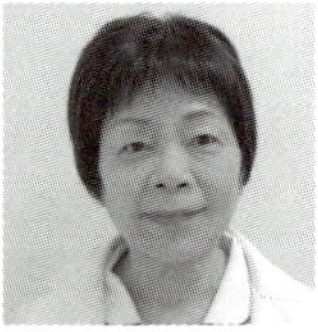

診療時間	月	火	水	木	金	土	日
9：00 ～ 12：30	○	○	○	○	○	○	休診
15：00 ～ 18：00	○	○	休診	○	○	休診	休診

＊祝日は休診　＊月曜～金曜の14:30 ～ 15:00は手術（水曜は12:30 ～ 13:00）

診療科目	診療・検査内容
皮膚科	湿疹、かぶれ、ニキビ、水虫、いぼ、疥癬《かいせん》、脱毛症、老人性皮膚疾患などの皮膚疾患全般
形成外科	皮膚腫瘍《しゅよう》（良性）、ホクロ、あざなど
アレルギー科	アトピー性皮膚炎、じんましん、食物アレルギーなど
特記ポイント	皮膚の外傷などに対する手術はほぼ毎日実施（土曜を除く）

クリニックの概要

●診療科目と領域

1995年の開院以来、あらゆる皮膚疾患に対応する町のかかりつけ医として、地域で厚い信頼を得てきた同院。

浜中院長は、総合病院勤務時代に悪性腫瘍《しゅよう》・やけどの植皮《しょくひ》などの大きな手術を数多く経験し、高い技術が評価されてきた。「手術が好き」と明言し、皮膚腫瘍（良性）・ホクロ・皮膚の外傷などに対して、ほぼ毎日手術を行っている。アトピー性皮膚炎・じんましんなどのアレルギー疾患には重点的に検査を実施して原因を解明し、適切な治療や生活指導により症状を改善。また、女性医師の特性を生かし、女性のお肌のトラブルに対して積極的に対応。同院特製のシミ取りクリームを格安で提供（自費）しており、多くの患者に喜ばれている。

●診療ポリシー

『手術してきれいになった』『通院して痒《かゆ》みが取れた』と笑顔で話されると、

クリニック・データ

沿革	1995年開院
実績	手術数／7～9件／週、414件／年（2017年）
連携病院	JA尾道総合病院、尾道市民病院、広島大学病院など

こちらもうれしくなります。患者さんに喜んでもらいたい一心で頑張っています」。朗らかな笑顔が印象的で、テキパキとした仕事ぶりに定評があり、多くの人から慕われている。

院長が得意とするのが、形成外科領域の手術である。現在は小規模な手術が中心だが「いかにきれいに手術できるか」を目標に、可能な限り傷あとが残らないように執刀。「傷痕が見当たらないほど、きれいになった」と患者からの評価も高く、口コミで訪れる人も多いという。

アトピー性皮膚炎やじんましんに重点を置く広島大学医学部出身ということもあり、アレルギー疾患の診療にも注力。同院を受診する患者の年齢は、生後1か月の乳児から100歳になる高齢者までと非常に幅広いが、一人ひとりの皮膚の症状に合わせて対応。どのような衣類・食べ物・入浴方法が適しているのかといった、食事指導や生活指導までしっかりと行うのがポイントだ。

また、院内の壁には院長が旅した世界遺産の写真や、皮膚情報が書かれたポスターを掲示。ポスターは元スタッフが書いたもので、水虫・いぼ・ホクロ・紫外線などの皮膚に関するさまざまな情報を、かわいいイラストや写真入りで紹介。分かりやすく説明してあるので、待ち時間に一読してほしい。

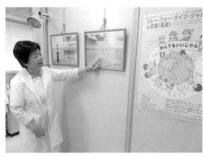

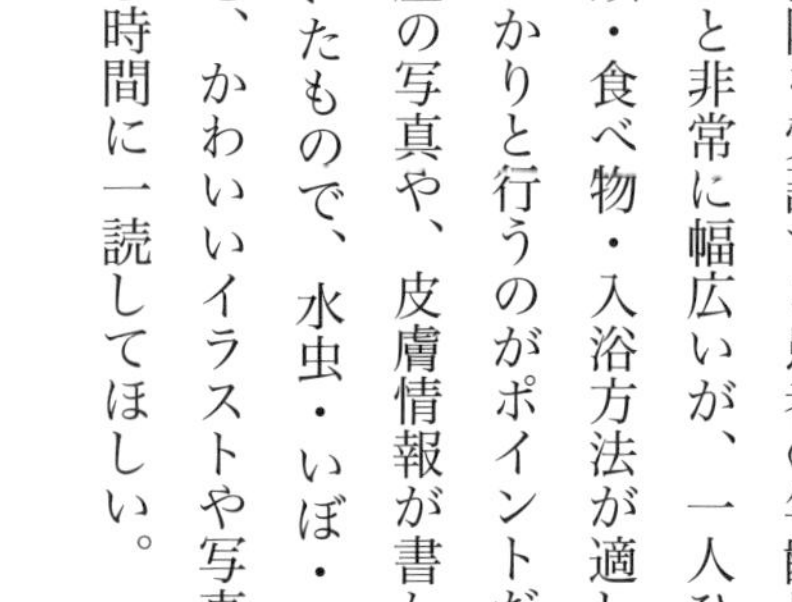

ボリビア・ウユニ塩湖の写真を指す院長

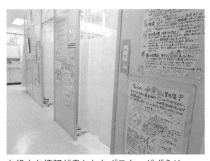

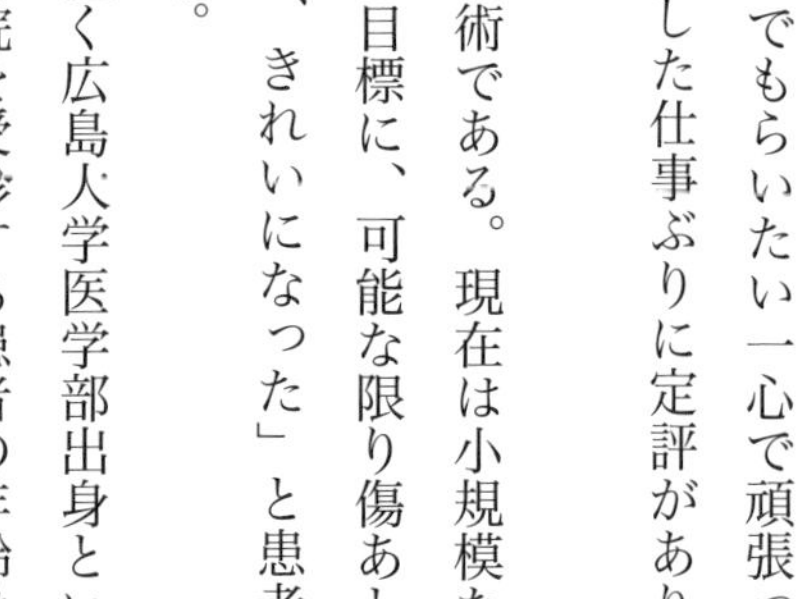
お役立ち情報が書かれたポスターがずらり

浜中 和子
（はまなか・かずこ）

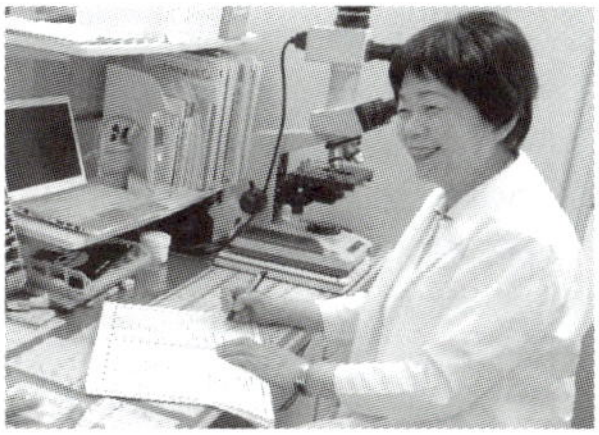

PROFILE

経　歴	1976年広島大学医学部医学科卒業。広島鉄道病院皮膚科、広島大学医学部皮膚科、東洋工業東洋病院皮膚科副医長、JA尾道総合病院皮膚科主任部長、広島総合病院皮膚科主任部長などを経て、1995年より現職。診療のかたわら、乳がん患者支援活動やホスピスケア活動に奔走。著書に『のぞみを胸に』
資格・所属学会	医学博士。皮膚科専門医。日本皮膚科学会。日本臨床皮膚科医会。西日本皮膚科学会。日本形成外科学会。皮膚アレルギー学会
趣　味	世界遺産めぐり（40年間で世界約60か国を旅した）
モットー	今日を精一杯生きる

●院長の横顔

皮膚科の特徴として内科的・外科的の両側面があることと、手術することで劇的に見た目が変化する魅力に惹かれて皮膚科医を志す。男女問わず、全年齢が対象になることにも興味を持った。

皮膚科医として働くかたわら、自身が乳がんになった経験から、がん患者の支援活動にも精力的に取り組む。乳腺疾患患者の会「のぞみの会」会長、NPO 法人がん患者団体支援機構理事長、リレーフォーライフ広島実行委員会実行委員長を務め、講演活動も行う。医者と患者、両方の立場から親身になって相談に乗ってくれると、数多くのがん患者の支えになっている。

●院長からのメッセージ

「皮膚は内臓の鏡」という言葉があります。内臓の調子が悪いと皮膚に症状が現れるといわれており、内臓の病変が見つかる場合もあります。皮膚のことは、皮膚科の医師が一番分かっています。皮膚の異常を発見したら、まずは皮膚科を受診しましょう。

内科・消化器内科・循環器内科 他

尾道市栗原西

最新の内視鏡装置でがんやポリープを早期発見

弘田内科クリニック

弘田 祐一 院長

特色

・専門は消化器内科。
胃・大腸疾患の診断と治療が得意
・最新鋭の内視鏡装置を導入し、
がんやポリープの早期発見を可能に
・常勤検査医2人体制を構築。
より迅速な内視鏡検査を実現

尾道市栗原西 2-3-11　TEL 0848-20-1266
H　P　http://hirota-clinic.or.jp
駐車場　20 台

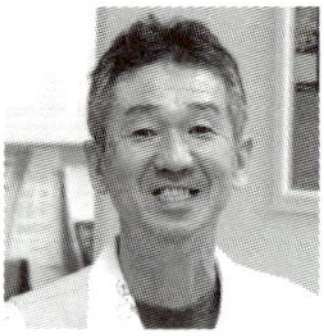

診療時間	月	火	水	木	金	土	日
9：00 ～ 12：30	○	○	○	○	○	○	休診
15：00 ～ 18：00	○	○	○	休診	○	休診	休診

＊祝日は休診

診療科目	診療・検査内容
内科	感染症、呼吸器、循環器、消化器、内分泌、腎臓、血液アレルギーなど内科全般
消化器内科	消化管（食道、胃、小腸、大腸）や肝臓、胆嚢、膵臓など腹部臓器の疾患
循環器内科	高血圧や心臓、血管に関する病気。心電図や心臓超音波検査、頸動脈超音波検査
呼吸器内科	風邪、肺炎、気管支ぜんそく、肺腫瘍（肺がんなど）、気胸などの疾患
特記ポイント	腹部超音波や上部消化管内視鏡、大腸内視鏡などの検査を積極的に実施

クリニックの概要

●診療科目と領域

内科、消化器内科、循環器内科、呼吸器内科と幅広い疾患に対応しているが、専門は消化器の病気。特に、胃腫瘍《しゅよう》、食道腫瘍、胃炎など胃の疾患、大腸腫瘍、潰瘍性大腸炎《かいようせいだいちょうえん》、虚血性腸炎《きょけつせいちょうえん》、大腸憩室炎《だいちょうけいしつえん》など大腸の疾患で受診する患者が多い。最新の検査装置（内視鏡装置、X線撮影装置、超音波検査装置）を導入し、病気の早期発見に努めている。

●診療ポリシー

「できるだけ診察の待ち時間を少なく、検査の待機時間も最小に、良質な医療を提供する」が弘田院長の治療方針。得意とする胃内視鏡検査、大腸内視鏡検査においても、患者が負担を感じないよう速やかに行うことを心がけている。「胃内視鏡は、ほぼ当日の検査が可能です。大腸内視鏡は、前日準備が必

クリニック・データ

沿革	2004年開院。2014年超音波検査装置更新（腹部、心臓、甲状腺、頸動脈、表在）。2017年3月X線撮影装置更新（CRシステム）。2017年7月内視鏡装置の更新（オリンパス製ハイビジョン・NBI内視鏡システム）、内視鏡常勤医1人増員
実績	胃内視鏡検査、大腸内視鏡検査、内視鏡ポリープ切除術など経験多数
連携病院	JA尾道総合病院、尾道市立市民病院など

要なので当日の検査はお受けできませんが、何日も待たせるようなことはありません」。大腸ポリープが発見された場合は、その場で切除。大腸ポリープには、前がん病変である腺腫といわれるポリープが多く、切除することで、がんの予防にもなるという。

２０１７年７月には「不安を抱く患者をもっと早く診てあげたい」との一心から常勤検査医を２人体制に。より多くの患者を、より迅速に検査できるようになった。同時期には最新の内視鏡装置「オリンパス製ハイビジョン・ＮＢＩ内視鏡システム」を導入し、小さな病変の早期発見を可能にした。

また、開院してから便秘や下痢で悩む患者が多いことを実感した院長。原因はさまざまだが、大腸がんなどの危険な病気が隠れていたり、過敏性腸症候群や潰瘍性大腸炎の場合もある。「便秘や下痢が続く、便意があるのに便が出ない、排便後も便が残っている感じがする…という方は、まず検査してみましょう」

スタッフの育成や教育も重要と考える同院。専門技能は外部研修会やセミナーなどに参加して磨き、感染管理・医療安全は実践の中で問題提起し、チームで改善できるよう研修を行っている。

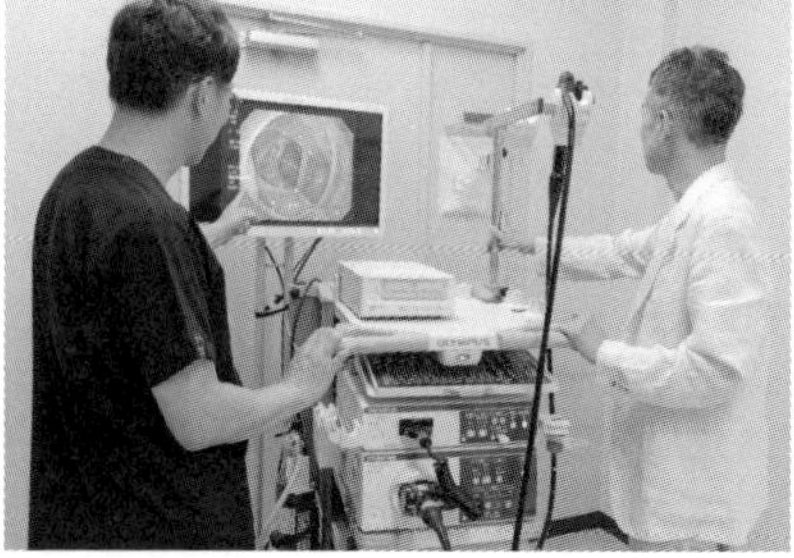
オリンパス製ハイビジョン・NBI内視鏡システム

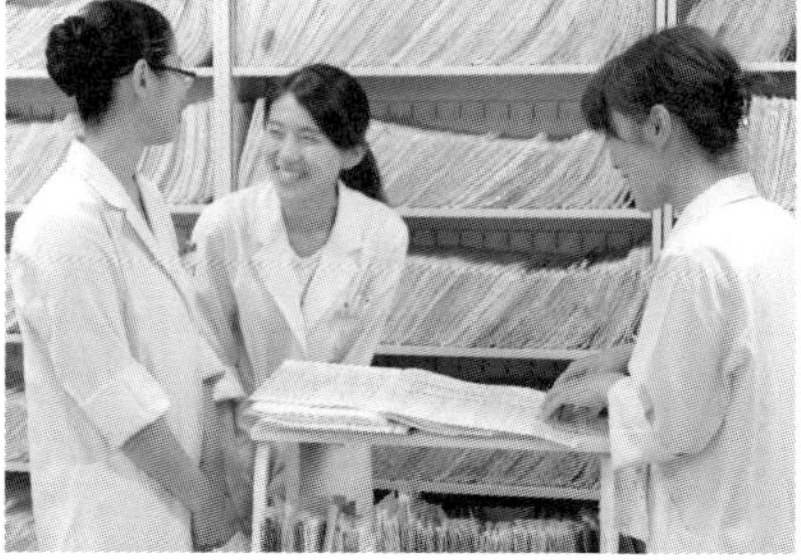
明るく和やかな受付風景

弘田 祐一
（ひろた・ゆういち）

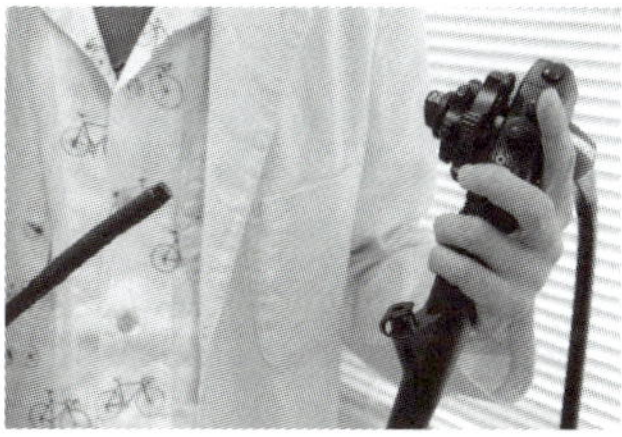

PROFILE

経　歴	高知県出身。1992年広島大学医学部卒業。広島大学第一内科学教室入局。1994年広島記念病院内科。2001年JA尾道総合病院内科部長。2004年より現職。胃・大腸疾患の診断と治療を得意とする
資　格・所属学会	日本消化器内視鏡学会。日本消化器病学会
趣　味	車鑑賞
モットー	手軽に内視鏡検査を

●院長の横顔

JA尾道総合病院では内科部長として、大腸・胃内視鏡検査を中心に内科医療に携わった。馴染みがあり、町の雰囲気にも惹かれた尾道で開業医になることを決意。

開院以来、消化器内科の専門性を生かし、数多くの患者の内視鏡検査・治療に邁進してきた。寡黙ながら医療に真摯に取り組む姿勢が、多くの患者から頼りにされている。

●院長からのメッセージ

「胃がんや大腸がんが心配」「お腹《なか》の調子が悪い」「下痢や便秘で悩んでいる」「過去の苦しい経験で検査を躊躇している」などの悩みを持っている方々のお役に立ちたいと思っています。自分の症状がどの分野に当たるか、患者さん自身が判断するのはとても難しいもの。ぜひ一度、ご相談ください。

もちろん、発熱、高血圧症・脂質異常症・糖尿病などの生活習慣病、循環器や呼吸器疾患といった一般内科全般の「かかりつけ医」としても、お気軽にご来院ください。

眼科

尾道市高須町

一般眼科診療に加え、流涙症の専門治療を提供

保手浜眼科

保手浜 靖之 院長

特色

- 涙道《るいどう》の閉塞《へいそく》による流涙症《りゅうるいしょう》(なみだ目)の専門治療が可能な、地域有数の眼科クリニック
- 白内障・緑内障・糖尿病網膜症など、さまざまな眼科疾患に対する総合診療と日帰り手術を提供
- 眼鏡やコンタクトレンズ処方にも丁寧に対応

尾道市高須町 4763-7　TEL 0848-47-8825
H　P　http://hotehama.jp
駐車場　39 台

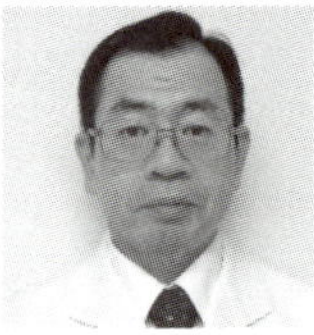

診療時間	月	火	水	木	金	土	日
9：00 ～ 12：30	○	○	○	○	○	○	休診
15：00 ～ 18：30	○	(手術)	(手術)	休診	○	△	休診

＊祝日は休診　△土曜午後は15:00~17:00　＊眼鏡・コンタクトレンズ処方受付は午前12:00まで、午後18:00まで（土曜日は16:30まで）

診療科目	診療・検査内容
眼科	一般眼科（白内障、緑内障、糖尿病網膜症など）診療と日帰り手術。涙道疾患（なみだ目）の診療・手術。眼鏡・コンタクトレンズの処方。学童期の屈折異常の診療
特記ポイント	白内障・緑内障・糖尿病網膜症などの一般的な眼科疾患に広く対応する一方で、得意分野である涙道疾患の治療にも尽力。総合病院や他県からの紹介患者も多数。手術は日帰りで対応

クリニックの概要

●診療科目と領域

保手浜院長は、眼科専門医として白内障・緑内障・糖尿病網膜症《もうまくしょう》などの一般的な眼科疾患に広く対応。また、学校検診・職場検診・人間ドックなどの二次検診に受診する患者も多い。多種類のコンタクトレンズの処方も行っている。

院長が得意とする涙道《るいどう》疾患（なみだ目）の治療は、総合病院や県外からの紹介患者も多く、幅広い年齢層が訪れる。

●診療ポリシー

臨床経験が豊富な院長は「地域の眼科かかりつけ医」として、白内障・緑内障・糖尿病網膜症などの一般的な眼科疾患に広く対応する一方で、得意分野である涙道（涙の排泄路《はいせつろ》）の閉塞《へいそく》による流涙症《りゅうるいしょう》（なみだ目）の治療にも尽力。また、手術は全て日帰りで対応している。

クリニック・データ

沿革	2003年7月開院
実績	涙道手術／約1500件、白内障手術／約1800件（各2003～2017年）
連携病院	JA尾道総合病院、尾道市立市民病院、村上記念病院、福山市民病院、県立広島病院、徳山中央病院、浜田医療センター、井上眼科・さくら眼科クリニック（三原市）、高橋眼科（福山市）、眼科日山医院（東広島市）、田中としろう眼科（山口県）、平木眼科（岡山県）ほか

涙道疾患には、涙道内視鏡や鼻内視鏡を駆使して診断・治療を行う。成人の涙道疾患には、チューブ挿入術からバイパス手術までさまざまな治療法があるが、いずれの方法にも対応可能で、症例に応じた適切な方法を選択して治療を行うことができる。乳児の涙道疾患は、外来での処置で治せることがほとんどで治療成績も良く、総合病院や遠方からの紹介で来院する患者も多い。最新の涙道手術で良好な成績を上げるとともに、学会発表を積極的に行い、その実績は全国的にも高く評価されている。

また、眼底の断面を観察できる光干渉断層計（ＯＣＴ）により、患者に負担をかけることなく、眼底疾患を正確に診断したり、初期の緑内障を発見することが可能。職場検診・人間ドックでの眼底検査で異常が疑われた患者の、精密検査として有効だという。各メーカーの多種類のコンタクトレンズの処方も行っていて、多様なニーズに対応している。

「地域の眼科総合病院」をめざしており「全ての患者さんに安心・満足していただけるよう、スタッフ９人とともに、緻密で質の高い治療や親切丁寧な対応を心がけています。知識の習得や技術の研さんに努め、院内勉強会も定期的に行いながら、職員が一丸となって診療に当たっています」と院長は話す。

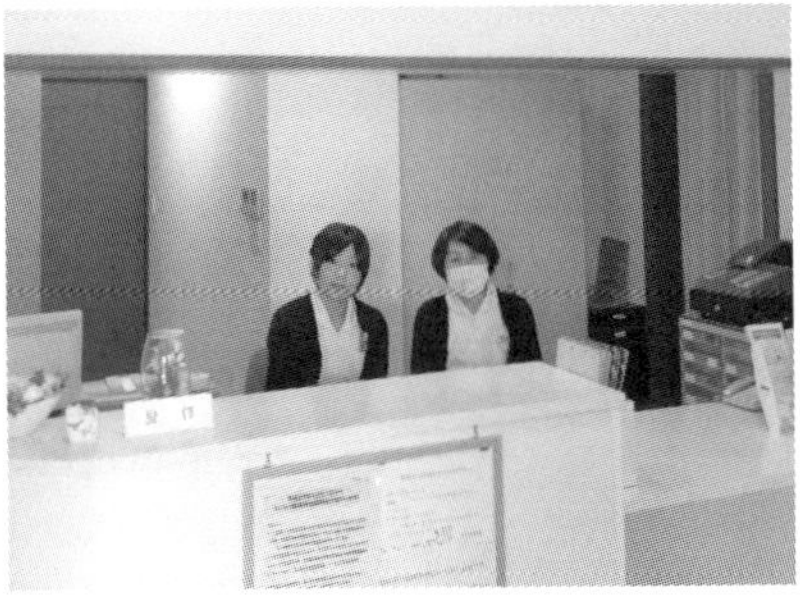

受付

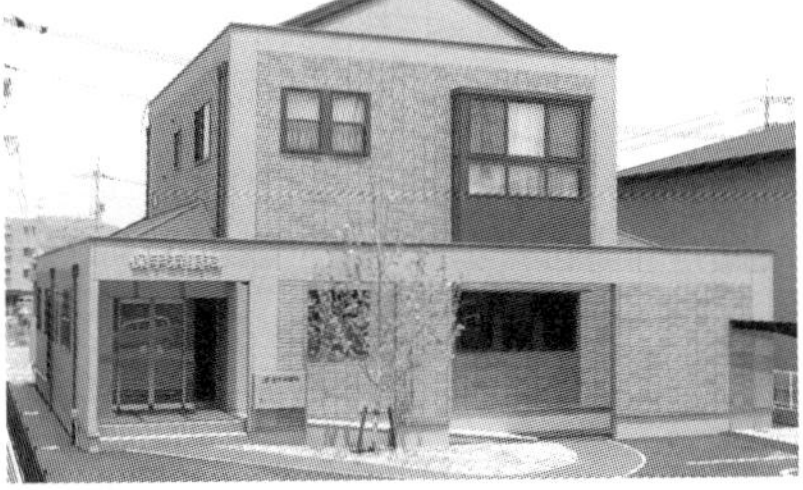

同院外観

保手浜 靖之
（ほてはま・やすゆき）

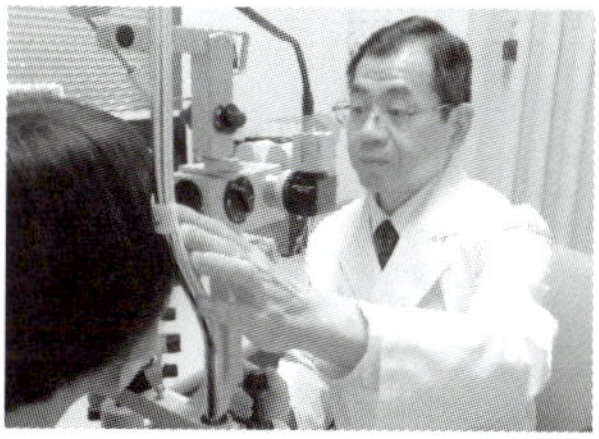

PROFILE

経　歴	1960年東広島市生まれ。1985年三重大学医学部卒業、広島大学医学部眼科学教室入局。厚生連府中総合病院眼科、広島赤十字・原爆病院眼科、広島大学医学部附属病院眼科、広島大学医学部眼科助手（病棟医長）、県立広島病院眼科副部長、1996年学位取得、厚生連尾道総合病院眼科主任部長などを経て、2003年同院開院
資　格・所属学会	日本眼科学会眼科専門医。日本涙液・涙道学会。日本眼科手術学会。日本小児眼科学会。日本緑内障学会。日本網膜硝子体学会
趣　味	クラシック音楽鑑賞（オーケストラ、オペラ）
モットー	眼は心の窓

●院長の横顔

目の構造の精密さや美しさに魅了されるとともに、視覚の重要性を実感し、これを守る役目にやりがいを感じて眼科医に。涙道《るいどう》疾患（なみだ目）の治療では、全国的にも高く評価されている。

●院長からのメッセージ

涙道手術や白内障手術をはじめ、全て日帰り手術で行っており、遠方からの患者さんには近隣の宿泊施設を紹介しています。多種類のコンタクトレンズの処方も行っており、初めての方、お困りの方のご相談にもお応えします。

学校検診・職場検診・人間ドックなどで眼科受診を勧められたら、当院にご相談ください。また当院では、根気強い治療が必要な眼科疾患に対しても、患者さんと二人三脚で治療に当たっていきます。

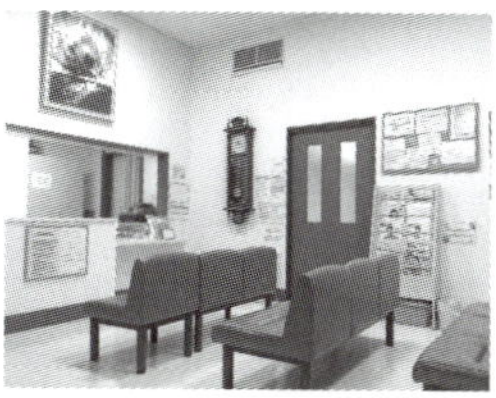

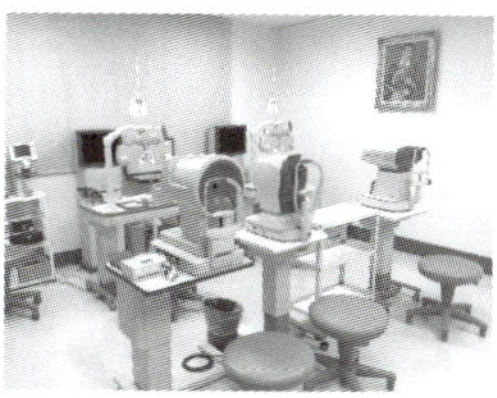

循環器内科・内科

府中市高木町

心臓・血管の病気に精通した循環器内科の専門医

なかはまハートクリニック

中濱一 院長

特色

・心臓・血管・高血圧の専門医として、地域医療に貢献
・患者の心に寄り添い、思いやりを持った医療を提供
・わかりやすい説明と的確かつ安全な診療に定評

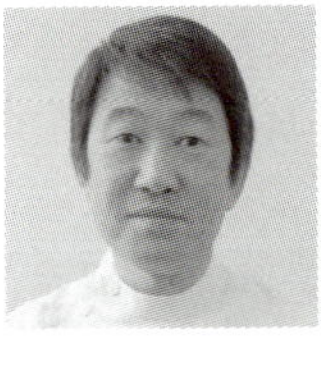

府中市高木町 658-1　TEL 0847-46-0810
H　P　http://www.nakahama-hc.jp/
駐車場　30台

診療時間	月	火	水	木	金	土	日
9:00～12:30	○	○	○	休診	○	○	休診
15:00～18:00	○	○	○	休診	○	休診	休診

＊祝日は休診　＊木曜は福山市民病院にて診療

診療科目	診療・検査内容
循環器内科	高血圧、心不全、虚血性心疾患、末梢動脈疾患、不整脈、弁膜症、睡眠時無呼吸症候群を含め、全ての循環器疾患に対応
内科	生活習慣病（メタボリックシンドローム、糖尿病、脂質異常症等）を含む、全ての内科疾患に対応
特記ポイント	院長以外に臨床検査技師が在籍。循環器疾患の検査が充実し、的確な診断・治療が可能。心電図、運動負荷心電図、24時間心電図、24時間血圧測定、血圧脈波検査、睡眠時無呼吸検査、超音波検査（心臓、頸動脈、下肢動静脈、腎動脈、腹部、甲状腺）、血液・尿検査

クリニックの概要

●診療科目と領域

中濱院長は、福山市民病院の元循環器内科統括科長として、多くの患者の心臓・血管の病気や高血圧を診てきた豊富な経験を持つ。２０１８年1月に開院したばかりだが、府中地区の初めての循環器専門クリニックとして、市内はもとより周辺地域の患者から大きな期待が寄せられている。

また、心臓・血管の疾患の発症原因となる、メタボリックシンドローム・糖尿病・脂質異常症などの生活習慣病の治療にも尽力していく方針だ。

●診療ポリシー

院長は、２０１７年12月まで福山市民病院の循環器内科統括科長として、多くの患者の手術・治療を経験。勤務医時代に、循環器疾患を持つ多くの患者が、一日がかりで府中地区から福山市まで通ってくる姿を目にし「心臓・血管を診

クリニック・データ

沿革	2018年1月22日開院
連携病院	福山市民病院、福山循環器病院、中国中央病院、府中市民病院、寺岡記念病院、小畠病院

るかかりつけ医になろう」と決意、2018年1月に府中市内で同院を開院した。

府中地区の専門医として通院負担を軽減し、可能な限り地域で治療が完結できるよう、他の医療機関と連携を行い、地域医療の質を高めることに貢献したいと考える院長。開院に先立って行われたクリニックの内覧会には、600人余りが見学に訪れ、期待と関心の高さをうかがわせた。

クリニックでは、当日に結果が分かる検体検査が充実、循環器の生理検査が全て可能だという。また、運動をしながら計測する心電図、日常生活を送りながら24時間計測できる心電図や血圧測定、睡眠時無呼吸検査、心臓・頸動脈《けいどうみゃく》・甲状腺・腎動脈・下肢《かし》動静脈・腹部超音波検査などの機器も充実。パソコン上の動画サーバーで、心臓の動きを実際に見ることもできる。

これらは、院長の「患者さんに病状を分かりやすく説明し、十分納得していただいてから診療を進めていく」というポリシーに基づくもので、「もし自分の家族ならばどうするか」を念頭に置いて診療にあたっている。また、手術や入院が必要な場合には専門病院へ紹介し、継続して共同診療を行っている。

院長をはじめ10人のスタッフは「思いやりの心で患者さんに接する」をモットーとし、スタッフは地元出身者が多いため、患者にとってもより身近に感じられるかかりつけ医となっている。

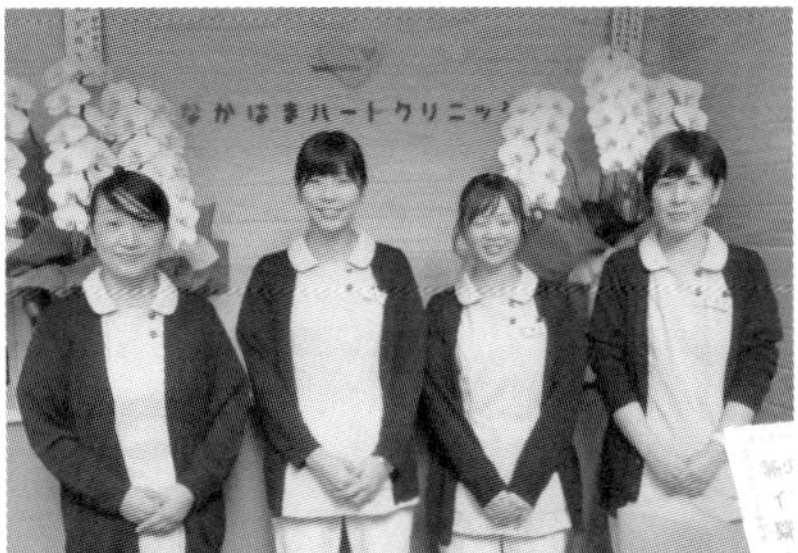
受付スタッフがやさしい笑顔で出迎えてくれる

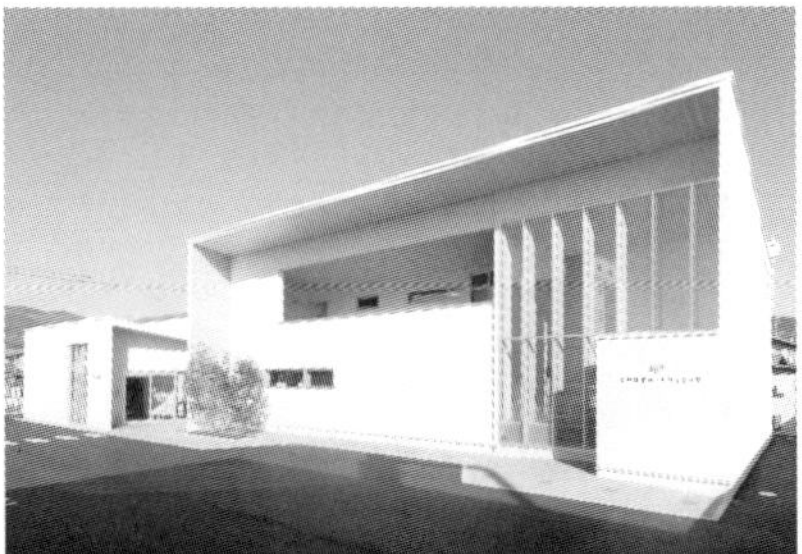
同院外観

中濱 一
（なかはま・まこと）

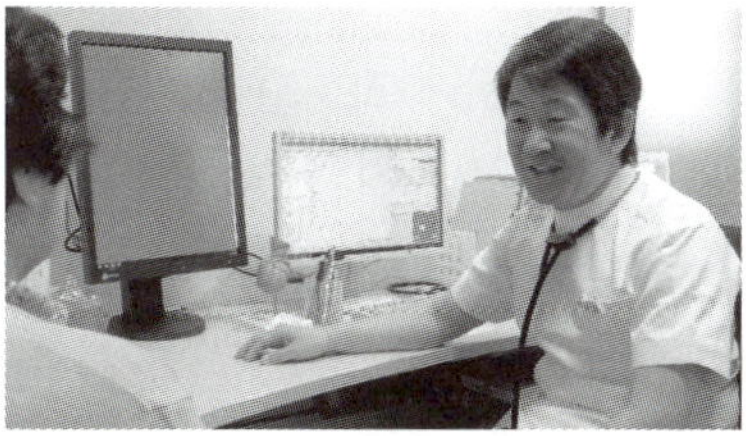

PROFILE

経　歴	1963年三原市生まれ。1990年徳島大学医学部卒業。岡山大学病院、広島市民病院、公立雲南総合病院、福山市民病院循環器内科統括科長などを経て、2013年岡山大学医学部医学科臨床教授就任・2015年福山市民病院診療部次長就任（兼務）。2018年1月同院開院
資　格・所属学会	医学博士。日本内科学会専門医・中国支部評議員。日本循環器学会専門医・中国支部評議員。日本高血圧学会専門医。日本脈管学会脈管専門医。日本心血管インターベンション治療学会専門医。日本心臓リハビリテーション学会指導士。日本医師会認定産業医
趣　味	読書、登山（日頃はウォーキングで足腰を鍛えている）
モットー	継続は力なり

●院長の横顔

医師を志したのは「大切な命に関わりながら人の役に立てる仕事であり、やりがいのある仕事だと思ったから」。循環器救命センターに赴任した際に、患者が日々生還する瞬間を目にし、最も大事な臓器である心臓を診る循環器内科へ。2017 年 12 月まで福山市民病院に勤務し、2018 年 1 月 22 日に開院したばかりだが、地域の患者からの大きな期待と関心の高さを感じ、改めて責任の重さを実感。専門医の経験を活かし貢献したいと考えている。

登山が趣味の 1 つで、日頃のウォーキングで足腰を鍛え、毎年福山マラソンにも出場している。

●院長からのメッセージ

循環器疾患による症状（胸痛・動悸《どうき》・息切れ・失神・歩くと足が痛い・むくみなどの気になる症状）があれば、放っておかないで早めに専門医の診察を受けてください。ご家族の方も気になる症状が出たら、早めの来院を促していただきたいです。循環器疾患は、生活習慣の修正とかかりつけ医でのしっかりした外来加療により、発症や再発を予防できることが多いので、ご家族の方々のご協力をお願いします。

小児科・内科・外科 他

岡山県井原市

治療・入院からリハビリまでトータルケアに注力

井原第一クリニック

宮口直之 院長　和田智顕 副院長

特色

・全国的にも数少ない内科・外科の有床診療所
・何でも相談可能な地域のかかりつけ医。通所リハビリ施設も充実
・小児科専門医（市内に2人のみ）が所属、子どもから大人まで幅広く診療が可能

岡山県井原市高屋町 127-1　TEL 0866-67-0331（小児科直通 0866-67-0632）
H　P　www.ibara-1stclinic.jp/
駐車場　70台

診療時間	月	火	水	木	金	土	日
9：00～12：30	○	○	○	○	○	○	休診
15：00～18：00	○	○	△	○	○	休診	休診

＊祝日は休診　＊小児科の午後診療は16:00～　△小児科休診　＊乳児検診・予防接種／平日（水除く）14:30~16:00　＊小児アレルギー外来（予約制）／土曜14:00~16:00

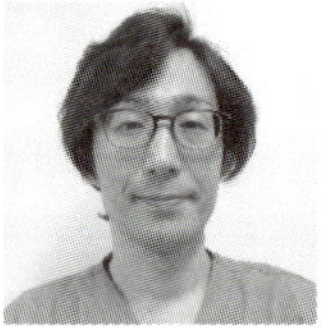

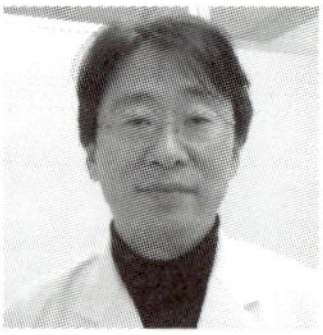

診療科目	診療・検査内容
小児科	感染症、成長・発達相談など小児科一般。乳児健診、予防接種
内科	生活習慣病を含む、全ての内科疾患に対応（入院可）
外科	創傷治療、各種がん疾患、痔・皮膚疾患に対応（入院可）
整形外科	関節疾患、骨折治療・保存療法を中心に診療
小児アレルギー科	食物アレルギー・アトピー性皮膚炎・気管支喘息・花粉症
リハビリテーション科	食道・胃・十二指腸・大腸の内視鏡検査

クリニックの概要

●診療科目と領域

同院は、19床の内科・外科系有床診療所として、地域住民の要望に応え、診察・治療・往診・入院と幅広い診療に対応している。また、理学療法・作業療法・言語療法・物理療法を行っており、手術後や脳梗塞《のうこうそく》後などの回復期リハビリも充実。一般外来診療だけでなく入院治療や通所リハビリを目的として、多くの患者が利用している。そして月2回、岡山大学病院から脳神経外科の専門医が訪れ、脳疾患の患者にも対応している。

宮口院長は外科の専門医だが、「外科であれば、内科的疾患も含めて多くの疾患に携わることができる」とこの分野に進んだため、他科の疾患についても修練し、何でも相談できる地域のかかりつけ医として幅広い患者の症状に対応。内視鏡による検査実績も多く、がんの早期発見に尽力している。

和田副院長は、産科退院直後の新生児から高校生までを対象に、小児科専門医ならではの視点から小児疾患・小児アレルギー疾患に対応。主訴だけにとら

クリニック・データ

沿革	2001年開院。2011年小児科開設
実績	内視鏡（上部・下部消化器）検査／約1000例／年
連携病院	福山市民病院、井原市民病院、福山医療センター、中国中央病院、日本鋼管福山病院、笠岡第一病院、倉敷中央病院、川崎医科大学附属病院

われず全身を観察し、発育・発達のチェックも同時に行っている。また、待ち時間短縮のため順番予約システムを導入し、感染力の強い感染症には隔離室を使用。待つことや診察室に入ることが苦手な発達障害を持つ子どもたちには、個別の配慮を行っている。

●診療ポリシー【宮口院長】

院長は「健康に関すること、病気のお悩みなど、どんなことでも結構ですので、お気軽にご相談ください」と話す。幅広い疾患に対応しており、受診する診療科が分からない場合でも相談に乗って、同院で対応が難しい疾患については、専門医のいる他院への紹介を行っている。

また、有床診療所が減少している中「手術の後や回復期には地元に帰りたい」という患者の要望に沿う形で、内科・外科の入院にも対応。井原市内・福山市北部を生活圏としている患者に頼りにされ、愛されるクリニックとして日々研さんを積んでいる。そして、医師2人・スタッフ70人が所属する同院は、地元のかかりつけ医として、子どもから大人まで幅広い患者に対応している。

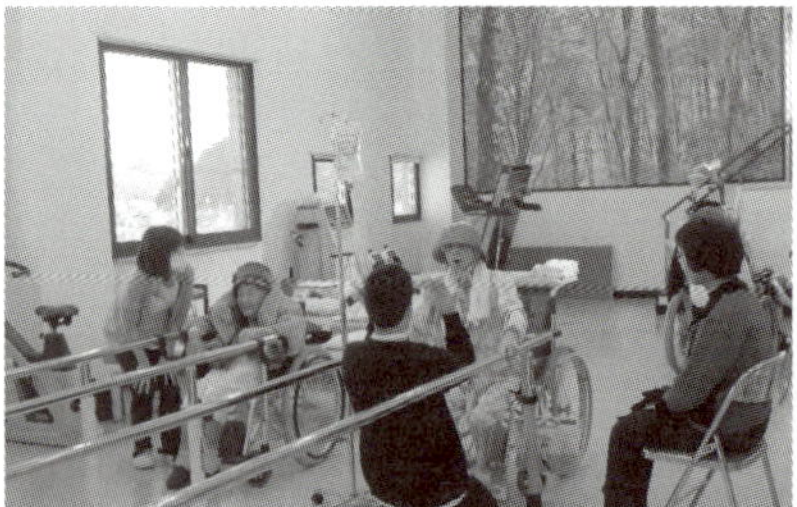

通所リハビリの様子

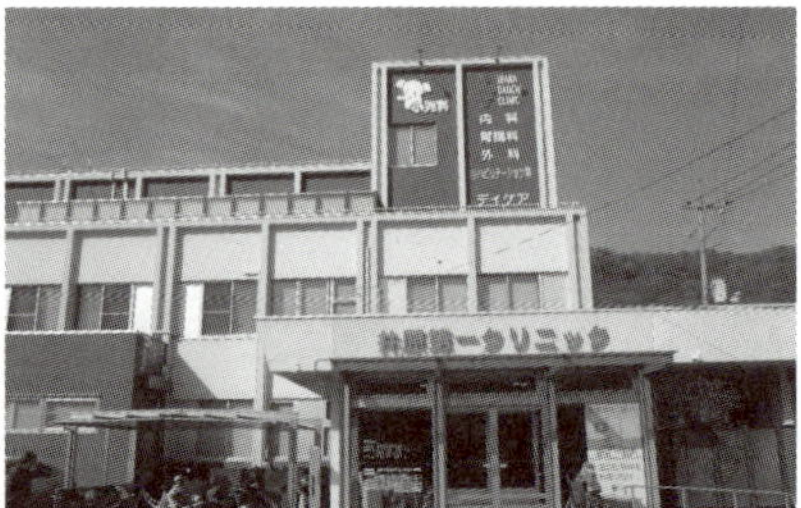

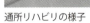

同院外観

宮口 直之
（みやぐち・なおゆき）

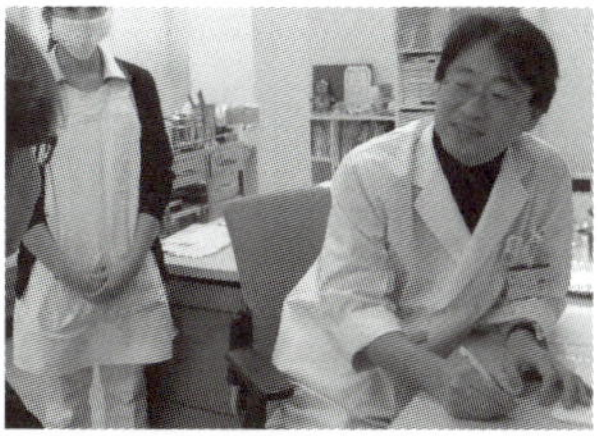

PROFILE

経　歴	1968年広島県生まれ。1994年徳島大学医学部卒業。同年岡山大学医学部外科学教室にて研修医・専修医。倉敷市立児島市民病院、岡山労災病院、西予市立宇和病院、岡山大学附属病院勤務・研究生などを経て、2001年12月同院開院
資　格・所属学会	日本外科学会専門医。日本消化器外科学会・日本臨床外科学会・日本胸部外科学会・日本医師会認定産業医。2006年度日本外科学会研究奨励賞受賞
趣　味	スキー（大学時代。現在はなかなか時間が取れず）、音楽鑑賞
モットー	「人間万事《にんげんばんじ》塞翁《さいおう》が馬《うま》」

●院長の横顔

子どもの頃から生命や生き物に対する興味が強く、いっとき流行したバイオの道に進むことを考えて、医学部に進学。「内科的疾患も含めて多くの疾患に携わることができる」と考えて外科を選択。

岡山大学では肺移植グループに所属し、移植についてのテーマで研究。また、腸管を用いた補助呼吸の研究で日本外科学会研究奨励賞を受賞。「自分の中では何でもやりたいという気持ちが強く、広く他科の疾患についても修練してきました。今まで培ってきたことを患者さんに還元できればと考えています」

●院長からのメッセージ

当院では幅広い疾患に対応しています。何科に受診すべきか分からない場合には何でも相談に乗っていますので、気軽に受診してください。当院で対応できない疾患については、信頼できる専門医がいる他院に紹介いたします。

入院にも対応しており、リハビリも理学・作業・言語各療法を行っていますので、手術後などの回復期リハビリについてもご相談ください。岡山大学病院脳神経外科の医師に月２回程度来ていただき、脳疾患についての診療にも対応しています。最新のMRI（オープンタイプ）を導入していますので、閉所が苦手な方にも安心して受診いただけます。

●診療ポリシー【和田副院長】

副院長は小児科専門医として、小児の軽症から重症疾患まで幅広く診療に携わってきた。診療で心がけているのは「一人ひとりの子どもの特性や、家族背景に合わせた治療を行うこと」だという。

「症状を訴えることのできない乳幼児は、年齢によって診察ポイントも細かく変わるため、小児診療は年齢別の特性や発達を熟知した小児科専門医による診療が望ましい」との考えから、「福山での勤務医時代に、井原から市外の小児科まで患者さんが通院される現状を見て、この地での小児科開設を決めました」という。

また、自らが小児喘息《ぜんそく》を患った経験から、アレルギー専門医を志して診療にも携わってきた。専門医として、さまざまな症状の患者に対し、完全予約制の専門外来も設けている。

自身が3人の子育て中の父親でもあり、3万5千の人口を抱える井原地区に2人しかいない小児科専門医の1人として、「小児医療・小児アレルギー医療に貢献したい」という熱意とやさしさが伝わる。

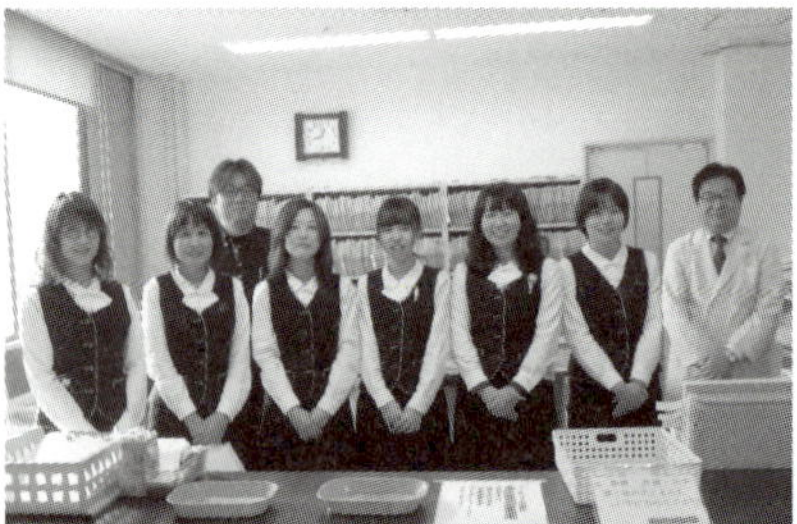

「スタッフにお気軽にお声かけください」

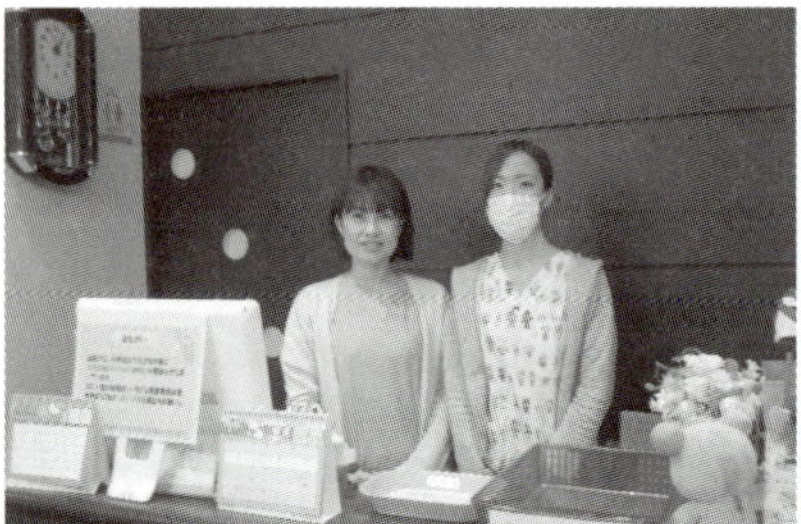

受付スタッフが笑顔で出迎えてくれる

和田 智顕
（わだ・ともあき）

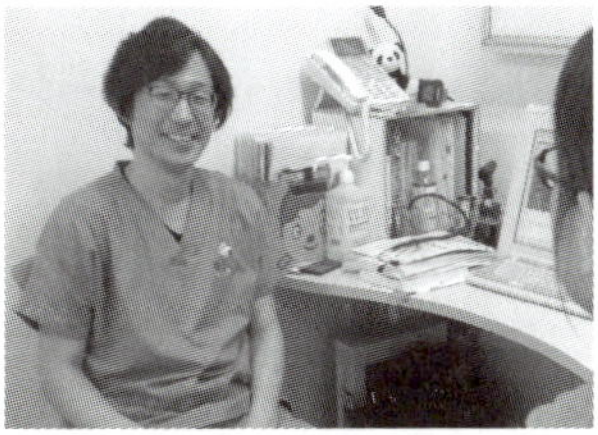

PROFILE

経　歴	1976年岡山市生まれ。2001年岡山大学医学部卒業。日本鋼管福山病院で研修後、岡山大学病院勤務、2008年から助教。福山医療センターを経て、2011年同院小児科を開設、副院長就任
資　格・所属学会	医学博士。日本小児科学会専門医。日本アレルギー学会専門医。地域総合小児医療認定医。福山小児科医会理事
趣　味	テニス
モットー	一人ひとりの子どもの特性や、家族背景に合わせた治療を行う

●副院長の横顔

医師を志したのは「自分自身、子どもの頃に気管支喘息《ぜんそく》があり、発作を繰り返して苦しい思いをしました。定期的に通院し、小児科医という職業がイメージしやすくて、自分もなりたいと考えたから」と話す。自身も中学生３人の父親で「子どもたちと接していると、とても楽しく仕事ができます」とやさしい笑顔で話す。

井原地区に２人だけという小児科専門医として、小児疾患やアレルギー疾患に真摯に向き合う姿に自信が見える。

●副院長からのメッセージ

アトピー性皮膚炎で、痒《かゆ》みが強くて夜眠れなかったり、コントロールが難しい方は、スキンケアや薬の塗り方を変えるだけで、見違えるほど肌がきれいになります。丁寧に説明いたしますので、お困りの方はぜひ受診してください。また、食物アレルギーに関して、血液検査などの結果だけを基に不要な食物除去をされている方が少なからずおられます。当院では、経口負荷試験を積極的に行いながら不要な除去をなくし、なるべく食べられるよう指導を行っています。

小児診療は、年齢別の特性や発達について熟知している小児科専門医による診察が望ましいと考えます。哺乳方法、離乳食の進め方、身長・体重の増加、発達に関する不安、おねしょなど、子どもに関することなら何でも気軽にご相談ください。

内科・循環器内科・消化器内科 他

岡山県井原市

最適な医療を提供し、地域住民の健康生活を支援

前谷内科クリニック

前谷 繁 院長

特色

・地域のかかりつけ医として丁寧な診療に定評
・他科のあらゆる疾患に対応できるよう研さん、総合診療科として幅広い医療を提供
・生活習慣病の早期発見・治療・予防のため、健康診断にも注力

岡山県井原市西江原町 666-1　TEL 0866-63-4888
H　P　https://maetanicli.wixsite.com/maetani-med-cli
駐車場　20 台

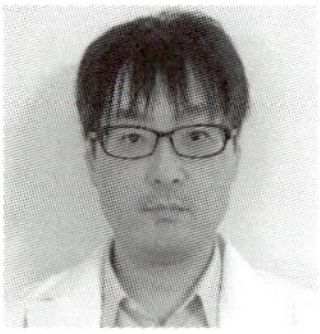

診療時間	月	火	水	木	金	土	日
9：00 ～ 12：30	○	○	○	○	○	○	休診
15：00 ～ 18：00	○	○	○	○	○	休診	休診

＊祝日は休診

診療科目	診療・検査内容
一般内科	糖尿病、脂質異常症、肥満などの生活習慣病（血液検査、検尿など）
循環器内科	高血圧、不整脈、心筋梗塞、心不全など（心電図、心臓頸動脈エコー検査など）
呼吸器内科	風邪、気管支炎、肺炎、喘息、禁煙など（胸部X線、呼吸機能検査など）
消化器内科	胃腸炎、胃潰瘍、ピロリ菌除菌、便秘、肝胆膵腎など（腹部エコー、上部内視鏡検査など）
アレルギー科	鼻炎、アレルギー性皮膚炎、アトピー性皮膚炎、じんましん
小児科	風邪、気管支炎、胃腸炎、アトピー、喘息、予防接種

クリニックの概要

●診療科目と領域

同院は、現在地に開院してまだ日は浅いが、勤務医時代からの患者も含めて、多くの患者に頼りにされる地域のかかりつけ医として、呼吸器や消化器疾患をはじめとする一般内科・循環器科・アレルギー科・小児科などの幅広い疾患に対応している。

前谷院長はもともとは外科系で、勤務医時代には心臓を中心に診療を行い、その後、内科胃腸科系の医院で長く、全身疾患に対応してきた経歴を持つ。科にはこだわらず、あらゆる疾患に対して問診や検査、診断、治療を行い、糖尿病などの生活習慣病に対しては予防医療に取り組んでいる。

そのほか、睡眠時無呼吸症候群・不眠症・自律神経失調症・うつ病・禁煙・骨《こつ》粗《そ》しょう症《しょう》・甲状腺疾患などにも対応している。

クリニック・データ

沿革	2015年開院。2018年3月医療法人予定
実績	上部内視鏡検査（胃カメラ）／197件、血圧脈波検査／343件、肺機能検査／149件、超音波検査（心臓・腹部・頸動脈・その他）／1283件（各年間あたり）
連携病院	井原市民病院、倉敷中央病院、川崎医科大学附属病院、岡山大学病院、福山市民病院、中国中央病院、福山医療センター、日本鋼管福山病院

●診療ポリシー

「話を聴いて、診る」。これが地域のかかりつけ医として、院長が日々の診療で心がけているポリシー。患者の話に真摯に耳を傾け、検査を行う。そして正確な診断や治療を提供し、場合によっては連携している専門医の紹介も行っている。また、症状がない高血圧や脂質異常症・糖尿病などの生活習慣病では、定期的な検査を行い、予防や治療に力を入れて取り組んでいる。

院長は全身を診ることができる総合診療医として、可能な限り他科の専門医と近いレベルの医学知識の習得や診断・治療ができるよう、研究会や学会などに積極的に参加。専門外であっても、ある程度は自分で解決する姿勢を持ち、日々の研さんを怠らない。また、幅広い疾患に対応するために、さまざまな標準検査を自院で行えるよう、各種検査機器を導入している。

同院は、医師1人・看護師4人・事務スタッフ2人の体制。

「患者さんに対して各スタッフが常に注意を払い、話を聴き、患者さんが苦痛を感じないような医療の提供ができるように、チームづくりを心がけていきます」。院長以下スタッフ全員が、親身に患者に寄り添っていく覚悟だ。

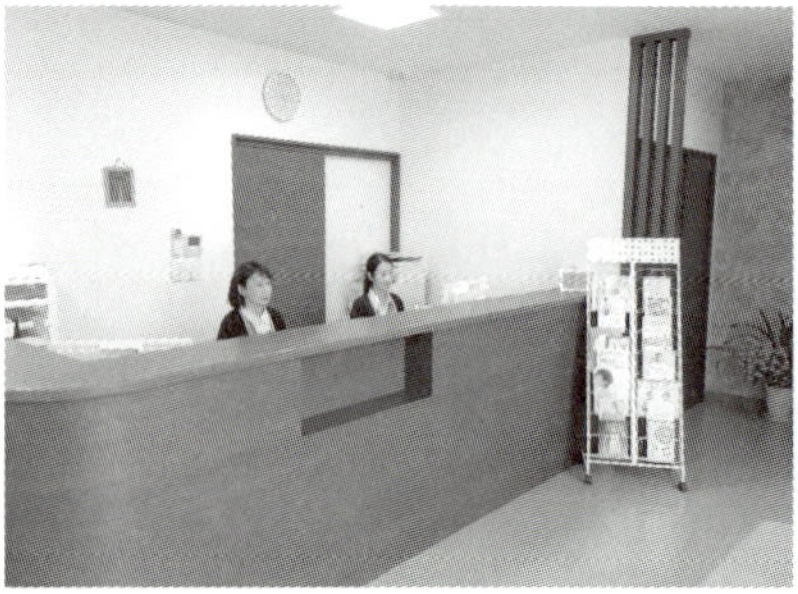

受付

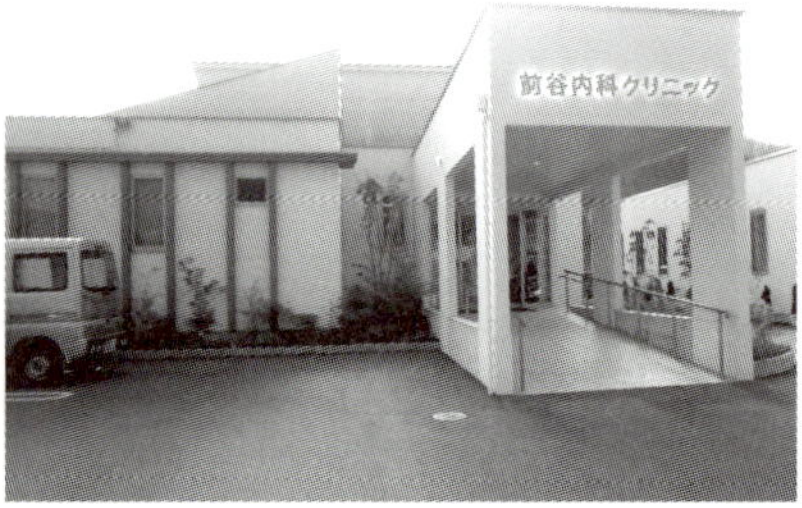

同院外観

前谷 繁
（まえたに・しげる）

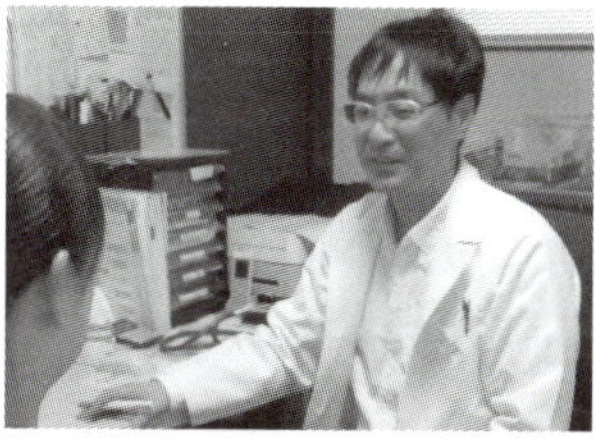

PROFILE

経　歴	1969年生まれ。1987年高松高等学校卒業。1994年岡山大学医学部医学科卒業。岡山大学医学部附属病院心臓血管外科、広島市民病院外科、国立岡山病院・岡山大学医学部附属病院・日本赤十字医療センター各心臓血管外科、小川内科胃腸科（福山市）などを経て、2015年10月より現職
資　格・所属学会	日本内科学会。日本東洋医学会所属。日本医師会認定産業医
趣　味	家族旅行、グルメ
モットー	話を聴いて、診る

●院長の横顔

医師を志したきっかけは「小学生の頃に入院経験があって、医師の仕事を間近に見るうちに、医師をめざそうと思うようになりました」と話す。

開院して間もないものの、すでに地域のかかりつけ医として患者に愛されている院長。岡山県井原市にクリニックを構えているが、自宅は車で 40 分離れた福山市内。2017 年 12 月より水曜午後休診を通常診療とし、外来診療に全力を注いでいる。

●院長からのメッセージ

症状のある方は、できるだけ早く受診していただき、適切な診断・治療を行えるように話を聞かせていただき、必要であれば検査などを受けていただきたいですね。症状のない生活習慣病などに関しては、定期的な検査などで、適切な治療・予防管理を行えるよう受診していただきたいです。また、ご家族の方には良き理解者としてサポートをお願いしたいです。

当院では、まずは気になる症状などの話をお聞きし、必要ならば検査を行います。そして、できるだけ早い段階で診断を付けて、適切な治療ができるように患者さんをスタッフとともにサポートしていきます。

頼れるかかりつけ医リスト 133施設(本文掲載以外)

複数の総合病院の医師から推薦があった医療機関。科目別・地域別

内科

医療機関名	所在地
医療法人K. F. 会 青葉台クリニック	福山市青葉台1-11-20
医療法人社団 法宗会 法宗医院	福山市伊勢丘5-6-1
南坊井上内科循環器科医院	福山市駅家町大字近田582
うだ胃腸科内科外科クリニック	福山市沖野上町4-3-26
渡邉内科クリニック	福山市川口町4-12-37
医療法人 よしたかクリニック	福山市神辺町大字川北1345-11
医療法人社団 成恵会 やまてクリニック	福山市神辺町川南1044-4
医療法人 まが医院	福山市神辺町平野121-5
佐藤内科胃腸科	福山市光南町2-4-20
医療法人社団 恵仁会 福田内科小児科	福山市瀬戸町大字長和185-3
谷口ハートクリニック	福山市多治米町2-15-16
医療法人社団 田中メディカルクリニック	福山市手城町2-1-20
医療法人社団 明健会 冨永内科医院	福山市奈良津町3-1-1
森近内科	福山市西深津町4-2-50
佐藤胃腸科医院	福山市西町1-4-1
今福内科クリニック	福山市西町2-14-18
高橋クリニック	福山市延広町1-25 明治安田生命福山駅前ビル5F
医療法人社団 石田内科循環器科	福山市東川口町4-9-12
もりかわ内科クリニック	福山市東手城町1-3-11
土屋内科医院	福山市東手城町3-11-16

医療機関名	所在地
船町ふじおかクリニック	福山市船町3-4
石原内科胃腸科	福山市幕山台1-20-20
こばたけ医院	福山市松浜町4-5-25
医療法人社団 藤本外科胃腸科肛門科クリニック	福山市御門町3-9-23
まるやまホームクリニック	福山市南蔵王町6-27-26
医療法人 正智会 小林外科胃腸科	福山市山手町2-1-1
医療法人社団 片岡内科胃腸科医院	福山市山手町2-3-10
巻幡内科医院	尾道市因島土生町1686-1
佐藤内科クリニック	尾道市浦崎町2723
医療法人社団 神田会 木曽病院	尾道市神田町2-24
医療法人社団 砂田内科	尾道市久保1-1-15
医療法人 刀圭会 諫見内科眼科医院	尾道市久保1-2-4
医療法人社団 重松会 松本クリニック	尾道市久保3-14-22
田辺クリニック	尾道市古浜町6-20
医療法人社団 啓卯会 村上記念病院	尾道市新浜1-14-26
医療法人社団 仁友会 尾道クリニック	尾道市新浜2-10-12
丸谷循環器科内科医院	尾道市高須町1383-2
原田内科クリニック	尾道市高須町4755-7
加納内科消化器科	尾道市高須町字原田3659-1
藤田内科医院	尾道市長江1-23-8

※次ページへ続く

頼れるかかりつけ医リスト 133施設(本文掲載以外)

複数の総合病院の医師から推薦があった医療機関。科目別・地域別

内科

医療機関名	所在地
医療法人 佐野内科医院	府中市鵜飼町699-10
川崎内科医院	府中市高木町字宮ヶ坪189-1
佐々木内科	府中市中須町28-2
ほそや内科クリニック	府中市中須町字国府1694
渡辺内科医院	府中市府川町100-19
谷医院	府中市府川町171-1
医療法人社団 慶正会 奥野内科医院	府中市府川町368-1
河村内科胃腸科	府中市府中町838-3
山成医院	岡山県井原市芳井町与井44-7
医療法人 緑十字会 笠岡中央病院	岡山県笠岡市笠岡5102-14
おぐるすハートクリニック 内科循環器呼吸器科	岡山県笠岡市九番町2-2

呼吸器科

医療機関名	所在地
楠本病院	福山市曙町3-19-18
医療法人 村上会 福山回生病院	福山市引野町5-9-21

泌尿器科

医療機関名	所在地
瀬尾クリニック	福山市今津町5-2-2
医療法人社団 成恵会 やまてクリニック	福山市神辺町川南1044-4
医療法人 信英会 島谷病院	福山市新涯町2-5-8
ふくやま北泌尿器科・内科クリニック	福山市御幸町下岩成338
明神館クリニック	福山市明神町2-5-22

循環器科

医療機関名	所在地
佐々木内科糖尿病クリニック	福山市三之丸町11-11
庵谷内科循環器科	福山市御幸町上岩成234-1

小児科

医療機関名	所在地
医療法人 井上小児科内科医院	福山市駅家町近田379-1
医療法人 こどもクリニックむらかみ	福山市駅家町万能倉910-15
藤田小児科内科医院	福山市春日町3-10-25
みつふじ小児科	福山市川口町2-22-11
きぬた小児科	福山市神辺町川南960-3

※次ページへ続く

頼れるかかりつけ医リスト 133施設(本文掲載以外)

複数の総合病院の医師から推薦があった医療機関。科目別・地域別

小児科

医療機関名	所在地
医療法人 秀明会 小池やすはら小児クリニック	福山市光南町1-5-23
大日方小児科医院	福山市光南町3-2-8
医療法人社団 いぶき小児科	福山市城見町1-3-3
坂本眼科小児科クリニック	福山市大門町1-40-12
医療法人社団 ミドリ会 さいとう小児科	福山市宝町5-24
なかよし小児科	福山市引野町4-22-19
医療法人社団 細木小児科	福山市港町2-11-1
医療法人社団 いけだ小児科	福山市南蔵王町3-7-42
医療法人 すくすく会 木村小児科	福山市南蔵王町6-20-10
医療法人 おひさまこどもクリニック	福山市御幸町森脇426-1
たかはし小児科	福山市三吉町3-1-13

脳外科

医療機関名	所在地
脳神経センター大田記念病院	福山市沖野上町3-6-28
医療法人社団 親愛会 髙橋脳神経外科	福山市神辺町道上3004
佐藤脳神経外科	福山市松永町5-23-23
医療法人社団 宏仁会 寺岡整形外科病院	福山市南本庄3-1-52
松永脳外科クリニック	福山市宮前町2-6-20

医療機関名	所在地
明神館クリニック	福山市明神町2-5-22
にしがき脳神経外科医院	尾道市新浜1-9-27

眼科

医療機関名	所在地
中山眼科	福山市川口町4-21-31
三好眼科	福山市大黒町2-39
医療法人 芳仁会 ひとみ眼科	福山市柳津町1-2-26
医療法人社団 天風会 益田眼科小児科医院	尾道市因島土生町2021
河野眼科	府中市高木町60-1
ひがき眼科	府中市元町576-9

皮膚科

医療機関名	所在地
医療法人社団 奥野皮膚科医院	福山市明治町3-16
赤木皮膚科泌尿器科	福山市明治町12-14
医療法人 ささき皮膚科	尾道市高須町4788-10

※次ページへ続く

頼れるかかりつけ医リスト 133施設（本文掲載以外）

複数の総合病院の医師から推薦があった医療機関。科目別・地域別

耳鼻咽喉科

医療機関名	所在地
医療法人社団 平田耳鼻咽喉科	福山市曙町5-21-50
上田耳鼻咽喉科医院	福山市旭町8-17
木村耳鼻咽喉科	福山市今津町2-1-24
平木耳鼻咽喉科医院	福山市今津町4-1-20
米田耳鼻咽喉科クリニック	福山市駅家町大字倉光156-1
医療法人社団 敬友会 卜部耳鼻咽喉科医院	福山市霞町2-2-3
いわた耳鼻咽喉科クリニック	福山市神辺町川南1120
医療法人社団 三木耳鼻咽喉科医院	福山市大黒町2-7
西町クリニック耳鼻咽喉科	福山市西町2-5-6
東川耳鼻咽喉科医院	福山市御門町3-2-8
ゆう耳鼻いんこう科クリニック	福山市南蔵王町5-22-33
まつおか耳鼻咽喉科	福山市水呑町4446
医療法人 叡幸会 岡本耳鼻咽喉科医院	福山市御幸町下岩成中町316-1
小野耳鼻咽喉科医院	府中市中須町8-1

歯科

医療機関名	所在地
クローバー歯科	福山市伊勢丘1-1-6
神原歯科医院	福山市沖野上町4-24-10
しげもり歯科医院	福山市春日町6-2-9
橘高歯科医院	福山市川口町2-22-3

医療機関名	所在地
平田歯科医院	福山市北吉津町2-1-14
伊藤歯科医院	福山市瀬戸町大字地頭分字落石693-19
つお歯科医院	福山市大門町1-31-25
医療法人社団 敬崇会 猪原歯科・リハビリテーション科	福山市多治米町5-28-15
はま歯科医院	福山市奈良津町3-5-24
いとう歯科	福山市西新涯町1-2-35
はまだ歯科医院	福山市東町3-1-15
小川矯正歯科	福山市伏見町4-32
岡本歯科医院	福山市松永町352-13
フロカワ歯科医院	福山市南松永町1-10-10
志田原歯科小児歯科医院	福山市三吉町4-7-40

精神科・心療内科

医療機関名	所在地
医療法人社団 緑誠会 光の丘病院	福山市駅家町大字向永谷302
医療法人 大林会 福山こころの病院	福山市佐波町576-1
馬野神経科クリニック	福山市野上町3-1-29
アクア心のクリニック	福山市引野町5-21-32
メディカルカウンセリングルーム 本田クリニック	尾道市高須町4754-5

※次ページへ続く

頼れるかかりつけ医リスト 133施設(本文掲載以外)

複数の総合病院の医師から推薦があった医療機関。科目別・地域別

精神科・心療内科

医療機関名	所在地
こころ尾道駅前クリニック	尾道市土堂1-11-6
きやすクリニック	尾道市天満町16-14-7
みやもとクリニック	尾道市西御所町3-5
府中市立湯が丘病院	府中市上下町矢野100
西井クリニック	岡山県笠岡市笠岡615-12
公益財団法人 仁和会 ももの里病院	岡山県笠岡市園井2263
笠岡えきまえクリニック	岡山県笠岡市中央町28-1

※医療機関の名称と所在地は、厚生労働省中国四国厚生局「管内の保険医療機関・保険薬局のコード内容別医療機関一覧表(平成30年2月1日現在)」による。

■装幀／スタジオ ギブ
■本文DTP／濵先貴之（M－ARTS）
■図版／岡本善弘（アルフォンス）
■帯のイラスト／おうみかずひろ
■本文イラスト／久保咲央里（デザインオフィス仔ざる貯金）
■取材・執筆・撮影／橘髙京子　高畦八重子　山崎亜希子　井川 樹
■企画・販売促進／岡崎 茂　池田真一郎
■編集／橋口環　石浜圭太　本永鈴枝　橘髙京子　小谷真理子

＊本書の編集にあたり、病院や診療所の医師および関係者の皆さまから多大なるご協力をいただきました。お礼を申し上げます。
＊広島県の「かかりつけ医シリーズ」を引き続き発行していく予定ですので、ご意見、ご要望がありましたら、編集部あてにハガキおよび南々社ホームページにお寄せください。

迷ったときの かかりつけ医 福山・尾道・府中他
——かかりつけ医シリーズ❹

2018年3月17日　初版　第1刷

編　著／医療評価ガイド編集部
発行者／西元俊典
発行所／有限会社 南々社
〒732-0048 広島市東区山根町27-2
TEL.082-261-8243　FAX.082-261-8647
振替 01330-0-62498

印刷製本所／株式会社 シナノ パブリッシング プレス
＊定価はカバーに表示してあります。

ISBN978-4-86489-079-3